Dr. med. Oliver Erens

Welche Krankheit ist denn das?

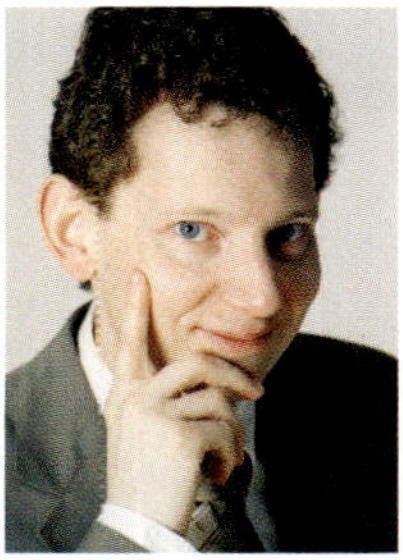

Dr. med. Oliver Erens. Studium der Humanmedizin an der J. W. Goethe-Universität in Frankfurt/Main und an der Vanderbilt University in Nashville/Tennessee, danach mehrjährige Tätigkeit als Arzt in einer internistischen Praxis in Dreieich/Hessen. Seit 1996 in der Presse- und Öffentlichkeitsarbeit tätig, zunächst für die Techniker Krankenkasse in Bayern, dann für die Landesärztekammer Baden-Württemberg; dort seit 2000 Leiter der Ärztlichen Pressestelle. Lehraufträge an der Fachhochschule Ludwigshafen und an der Hochschule Mannheim.

Dr. med. Oliver Erens

Welche Krankheit ist denn das?

- 101 hilfreiche Antworten aus der PRAXIS
- Auf einen Blick informiert: von Anämie bis Zystitis

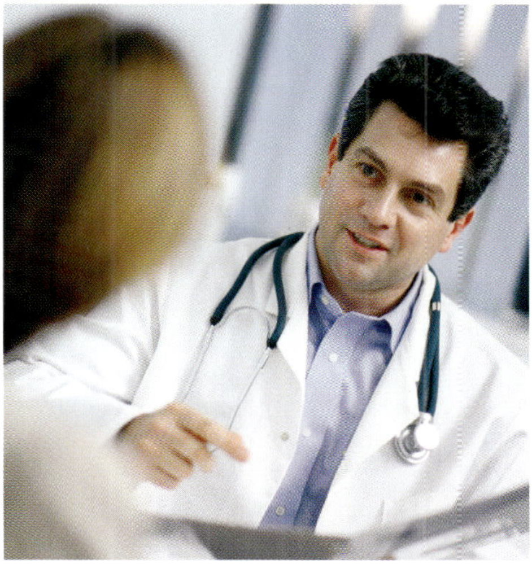

STUTTGARTER NACHRICHTEN

Landesärztekammer Baden-Württemberg

TRIAS

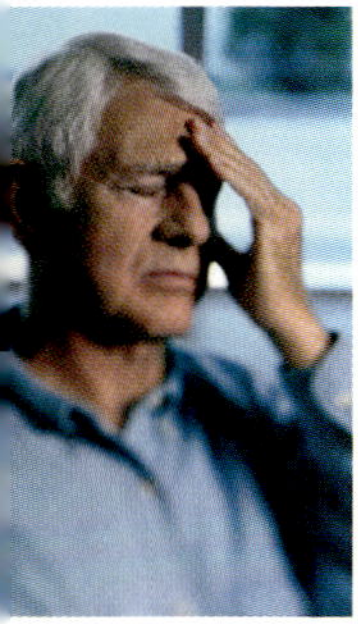

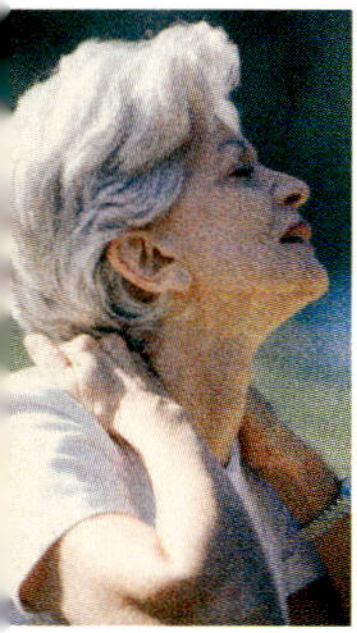

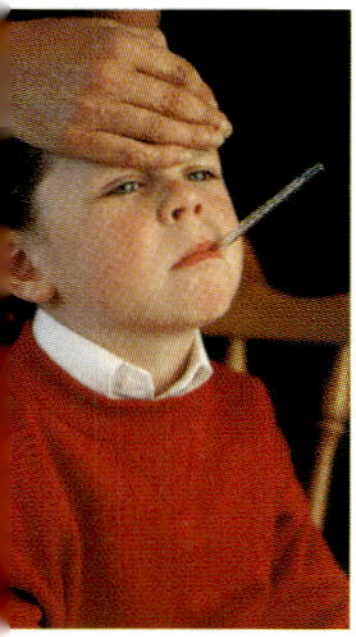

Inhalt

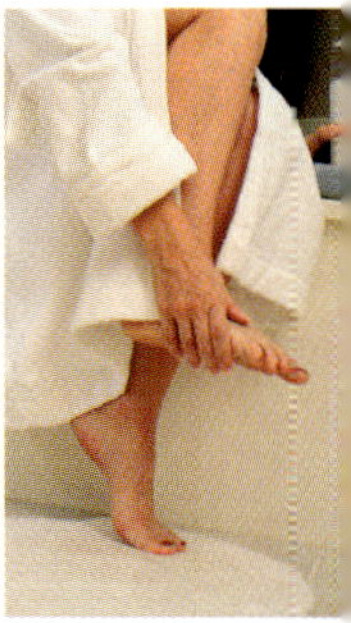

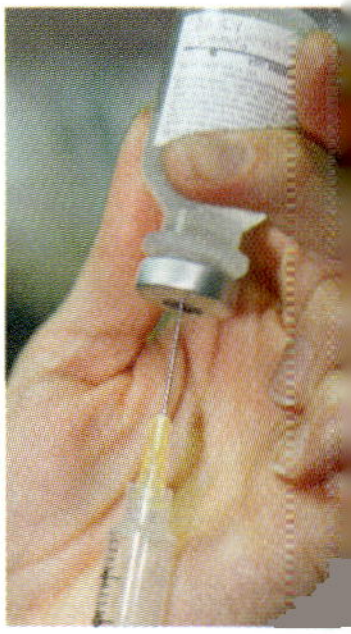

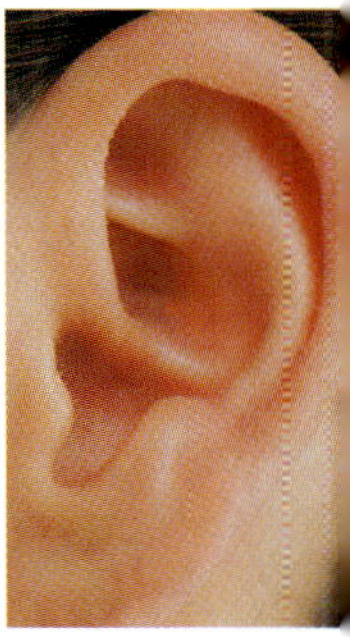

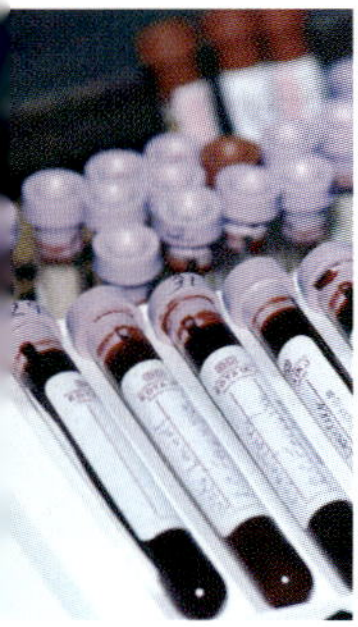

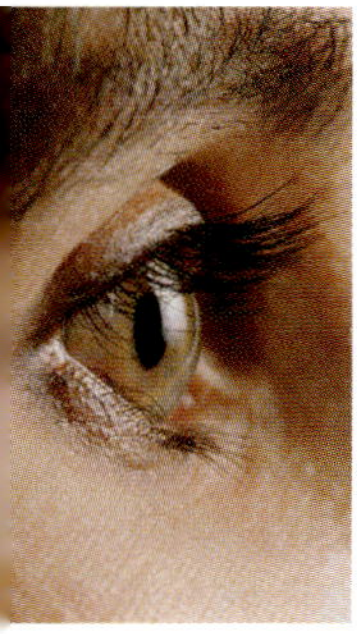

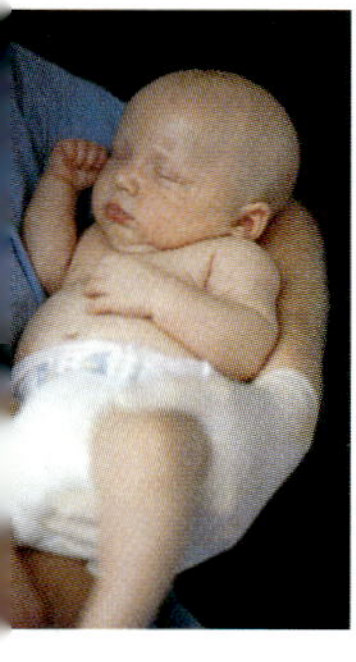

Zu diesem Buch

Seit 2001 erscheint in den Stuttgarter Nachrichten die „Praxis"-Kolumne der Landesärztekammer Baden-Württemberg, in der allgemeine Fragen der Zeitungsleser zur Gesundheit möglichst leicht verständlich sowie praxis- und lebensnah beantwortet werden. Dass diese Kolumne einmal Grundlage für ein Buch werden könnte, daran hätte ich nicht zu glauben gewagt, als ich 2001 die ersten Texte dafür schrieb.

Tatsächlich wurde die Potenz der „Praxis"-Spalte recht schnell erkannt, denn schon wenige Wochen, nachdem die ersten Folgen in der Zeitung erschienen waren, erhielte ich die Anfrage von TRIAS, ob ich mir eine Sammlung der besten Texte in Buchform vorstellen könnte. Natürlich konnte ich, auch wenn es noch ein wenig dauerte, bis ich genügend Material für das Buch beisammen hatte.

Glücklicherweise konnte ich mich beim Verfassen der Texte für die „Praxis" immer darauf verlassen, dass mich zahlreiche Kolleginnen und Kollegen aus Praxis und Klinik mit aktuellen und praktischen Informationen unterstützen. Stellvertretend für sie alle sei Dr. med. Gisela Dahl, Allgemeinärztin aus Stuttgart, genannt, die das Projekt jederzeit uneigennützig und engagiert unterstützte Allen Teamkollegen gilt mein aufrichtiger Dank für die stets gewährte Hilfe.

Bedanken möchte ich mich auch bei den vielen Partnern, die sowohl das Buch und/oder die Kolumne unterstützt haben: Bei den Stuttgarter Nachrichten Andrea Weller und Chefredakteur Jürgen Offenbach, beim TRIAS-Verlag Sibylle Duelli und Dr. Dierk Suhr und bei der Landesärztekammer Baden-Württemberg meine Mitarbeiterinnen sowie Kammerpräsidentin Dr. Ulrike Wahl.

Natürlich können weder in der Kolumne noch in diesem Buch erschöpfende Antworten auf alle Fragen rund um die Medizin gegeben werden. Wer solch umfassende Hilfe sucht, ist mit einem Gesundheitslexikon wohl besser beraten und findet vor allem im Arzt seines Vertrauens den richtigen Ansprechpartner. Wer jedoch ausgewählten populären Themen in leicht verständlicher Form auf den Grund gehen will, dem wird gelegentliches Schmökern in diesem Buch mit Sicherheit viel Spaß und (hoffentlich) noch mehr Erhellung bringen.

An zahlreichen Stellen empfehle ich Ihnen Internetadressen, wo Sie weiterführende Informationen zum Thema finden; in vielen Fällen handelt es sich um Webseiten von Selbsthilfegruppen. Alle Einträge können Sie auf meiner Homepage www.sprechstunde.com direkt anklicken und sparen sich so das Abtippen.

Stuttgart, im Juli 2005

Dr. med. Oliver Erens

Vorwort

Nach den gesetzlichen Vorschriften gehört es auch zu den Aufgaben der Landesärztekammer, die Bevölkerung über gesundheitliche Belange zu informieren. Wir kommen dieser Pflicht gern nach. Unsere Ärztliche Pressestelle ist das Bindeglied zwischen der Ärztekammer und den Bürgerinnen und Bürgern. Was lag also näher als die Pressestelle zu beauftragen, über die Medien im Südwesten als Multiplikatoren unseren medizinischen Sachverstand und unser Know-how allen im Lande näher zu bringen? Seit Jahren geschieht dies beispielsweise über unsere Kolumne „Praxis“ in den Stuttgarter Nachrichten.

Auch wenn sich der Effekt einer solchen Kolumne nur schwer messen lässt: Die positiven Leserzuschriften und die vielen Fragen an die „Praxis“-Redaktion beweisen, dass wir damit offenbar genau das Informationsbedürfnis der Zeitungsleserinnen und -leser befriedigen. Es erschien uns daher nur folgerichtig, die bisher erschienen Beiträge als Sammlung in Buchform zu veröffentlichen.

Allen an diesem Projekt Beteiligten sage ich meinen ausdrücklichen Dank, und dem Leser wünsche ich eine gleichermaßen kurzweilige wie erhellende Lektüre.

Stuttgart, im Juli 2005

Dr. med. Ulrike Wahl
Präsidentin
Landesärztekammer Baden-Württemberg

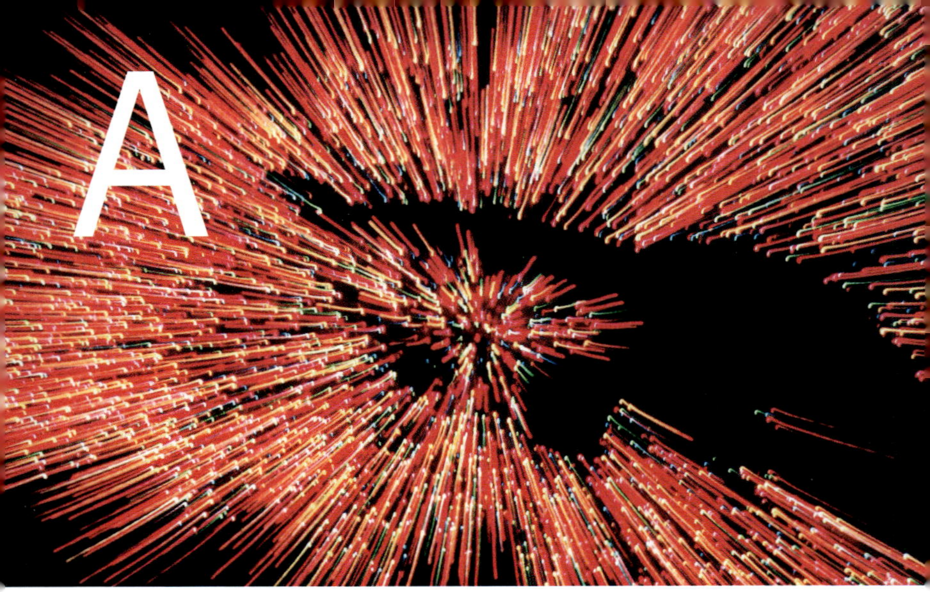

Strahlentherapie von innen.

Was ist Afterloading?

Das „Afterloading“ ist ein Begriff aus der Strahlentherapie. Bei der Behandlung von bösartigen Tumoren ist diese – neben operativen Eingriffen sowie der Chemo- und Immunotherapie – fest etabliert. Strahlentherapie findet nicht nur mit Strahlern von „außen“ durch die Haut statt, sondern kann, insbesondere bei kleineren Tumoren bestimmter Organe, auch mittels Afterloading mit starken Strahlern von „innen“ erfolgen.

Durch die hohe räumliche Nähe zwischen Strahler und dem erkrankten Gewebe kann eine hohe Strahlendosis direkt am Tumor unter weitgehender Schonung der umgebenden gesunden Körperstrukturen erreicht werden. Würde man die Strahlungsquelle allerdings direkt von „innen“ am Tumor platzieren (über Katheter, Endoskop, Sonde etc.), wäre das medizinische Personal erheblichen gesundheitlichen Gefahren ausgesetzt, denn Strahlung kann Krebs nicht nur behandeln, sondern ihn ggf. auch auslösen. Daher wird beim Afterloading zunächst

„nur“ eine Sonde im Tumorzielgebiet im Körper positioniert. Nach Lagekontrolle, beispielsweise mit Röntgen- oder Ultraschallbildern, kann das Personal den Behandlungsraum verlassen. Erst danach wird eine „versiegelte“ Strahlungsquelle – elektronisch gesteuert – über die Sonde „nachgeladen“. Nach Beendigung der Strahlentherapie wird der Strahler auf gleichem Wege wieder entfernt.

Vorteil der Afterloadingbestrahlung ist demnach die Bestrahlung von Tumoren mit hohen Strahlendosen unter weitgehender Schonung des umliegenden Gewebes sowie des Personals, das gar keiner Strahlung mehr ausgesetzt ist. Das Afterloading ist bei bestimmten Tumoren von Gebärmutter, Brust, Speiseröhre, Lunge und Prostata fest etabliert.

Hyperlink:
Krebsinformationsdienst des Deutschen Krebsforschungszentrums
www.krebsinformation.de

Was versteht man unter einer Anämie?

Anämie bedeutet Blutarmut. Dabei kann es sich um einen Mangel an rotem Blutfarbstoff (Hämoglobin), an roten Blutkörperchen oder um eine Verminderung des Hämatokrits (Verhältnis des Volumens der Blutzellen zum Blutgesamtvolumen) handeln.

Es gibt zahlreiche Anämieformen, die sich auf eine der drei folgenden Ursachengruppen zurückführen lassen:

- großer Blutverlust (durch eine Verletzung, ein chronisch blutendes Magengeschwür, die regelmäßige Menstruation, etc.)
- verminderte Bildung von roten Blutkörperchen (ausgelöst durch Eisenmangel, Knochenmarkserkrankungen, etc.)

- verstärkter Abbau von roten Blutkörperchen (die häufigsten Ursachen hierfür sind chronische Infektionen und bestimmte Erbkrankheiten).

Die roten Blutkörperchen sind zuständig für den Transport von Sauerstoff von den Lungen ins Gewebe. Ein Mangel an roten Blutkörperchen kann also zur Sauerstoffminderversorgung von Herz, Gehirn und den übrigen Organen führen. Die dafür typischen Krankheitssymptome reichen von Abgeschlagenheit, Leistungsabfall und rascher Ermüdbarkeit bis hin zu schnellem Herzschlag, Luftnot und sogar Herzbeschwerden (Angina pectoris). Häufig sind die Patienten blass, leiden unter Konzentrationsschwäche, Kopfschmerzen und weisen eine erhöhte Infektanfälligkeit auf.

Mit einer Blutuntersuchung kann der Arzt eine Anämie ausschließen bzw. bestätigen.

Was geschieht bei einer Antibiotikabehandlung im Darm?

Wenn der Körper mit Bakterien nicht fertig wird, werden Antibiotika zur Vernichtung der Bakterien eingesetzt. Antibiotika können nicht unterscheiden zwischen krankmachenden und nichtkrankmachenden Bakterien; sie bekämpfen alle Bakterien, die ihnen begegnen. Damit werden dann auch Bakterien erreicht, die zu den „guten Bakterien" des Körpers gehören, wie Bakterien der Darmflora oder der Scheide.

Im Darm werden beispielsweise Kohlehydrate aus der Nahrung von den Bakterien der Darmflora abgebaut. Fehlen diese, ziehen die unverdauten Kohlehydrate Wasser aus dem umliegenden Gewebe in den Darm und so entsteht ein flüssiger Stuhl, den man Durchfall nennt. Der Körper verliert dabei viel Flüssigkeit und u. a. die Mineralstoffe Natrium und Kalium.

Wenn die Darmbakterien nicht mehr vorhanden sind, machen sie Platz für andere Keime und begünstigen so das Wachstum beispielsweise von Pilzen (z.B. Soor) oder des Bakteriums Clostridium difficile, das üblicherweise in geringer Menge vorkommt und von einer gesunden Darmflora „in Schach" gehalten wird. Wenn die Zahl dieser Bakterien zunimmt, können sie eine Entzündung der Darmschleimhaut verursachen. Dies geht mit schweren Durchfällen einher und kann die Entstehung chronischer Darmerkrankungen begünstigen.

So weit muss es aber nicht kommen: Zuerst sollte der durchfallbedingte Flüssigkeits- und Mineralsalzverlust mit Mineralwasser oder Elektrolytpräparaten ausgeglichen werden. Auf natürliche Weise helfen probiotische Lebensmittel wie gesäuerte Milchprodukte (Joghurt) bei der Regeneration der Darmflora. Auch Präparate mit Bakterienextrakten sowie spezielle Nahrungsergänzungsmittel, die Vitamine, Mineralstoffe und probiotische Keime enthalten, sind hilfreich. Hefekulturen stimulieren das darmspezifische Immunsystem mit lebenden Hefezellen, die im Darm aussprossen und einen schützenden Belag über der Darmschleimhaut bilden. Dadurch werden heranwachsende Erreger verdrängt und schädigende Stoffe von der Schleimhaut fern gehalten. Hefekulturen können daher auch bei Reisen vorbeugend eingenommen werden.

Länger als eine Woche andauernder Durchfall nach Ende einer Antibiotikagabe sollte immer mit einem Arzt besprochen werden.

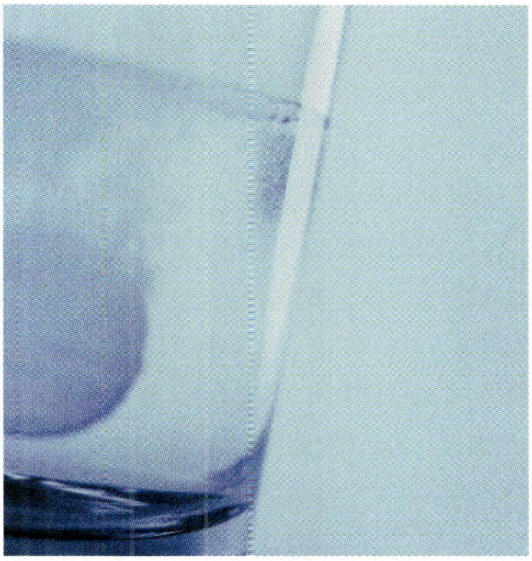

Was ist die Arteriitis temporalis?

Es handelt sich um eine Entzündung einer oder beider Schläfenarterien, die typischerweise zu starken Schläfenkopfschmerzen führt. Als Ursache der Erkrankung werden Fehlsteuerungen des Immunsystems im Sinne von Autoimmunerkrankungen vermutet. Deswegen zählt man die Arteriitis temporalis auch zu den Erkrankungen des rheumatischen Formenkreises. Betroffen sind in Deutschland rund 15.000 Menschen pro Jahr, dabei handelt es sich überwiegend um Frauen über 60. Häufig geht die Erkrankung auch mit Muskelschmerzen im Bereich von Schultern, Oberarmen und Oberschenkeln einher.

Die starken Schläfenkopfschmerzen treten meist einseitig auf, und die Gefäße an der Schläfe werden schmerzempfindlich, hart und verdickt. Manchmal schmerzt auch das ganze Gesicht bis ins Kiefergelenk, sodass die Betroffenen nur noch Breikost essen können.

Die Entzündung kann auch auf andere Arterien übergreifen: Gefürchtet wird insbesondere eine Entzündung der Augenarterien. Ohne Behandlung kann die Entzündung auch die Netzhaut im Auge befallen, und in der Folge droht die Erblindung. Beim Zusammentreffen folgender Symptome sollte daher baldmöglichst ein Arzt aufgesucht werden: schwere, pulsierende, d. h. akut auftretende, einseitige klopfende Schläfenkopfschmerzen, einseitige Sehstörungen, Kiefer- und halbseitige Gesichtsschmerzen.

Ganz wichtig ist ein rechtzeitiges Eingreifen zur Vermeidung einer Erblindung. Behandelt wird die Arteriitis temporalis u. a. mit kortisonhaltigen Arzneimitteln, um die Autoimmunerkrankung in den Griff zu bekommen.

Hyperlink:
Deutsche Rheuma-Liga
www.rheuma-liga.de

Wie werden Arzneien richtig eingenommen?

Bevor durch den Mund eingenommene Arzneistoffe an ihren Wirkort gelangen, müssen sie zunächst den Magen passieren und werden dann im Dünndarm von der Darmschleimhaut aufgenommen. In jedem dieser Bereiche kann die Wirkung von Medikamenten durch verschiedene Einflüsse verändert werden. Die Wirkstoffe gelangen beispielsweise aus einem leeren Magen schneller in den Dünndarm, als wenn ihnen schwer verdauliche Nahrungsmittel den Weg dahin „versperren". Außerdem kann die Nahrung ein Arzneimittel so verändern, dass es nicht mehr wie gewünscht wirkt.

Schreibt der Beipackzettel die „Einnahme vor dem Essen" vor, sollte die Arznei bis 15 Minuten vor der Mahlzeit auf leeren Magen eingenommen werden. Bei „Einnahme während des Essens" muss die Einnahme innerhalb von fünf Minuten nach der Mahlzeit erfolgen, damit sich das Medikament mit dem Speisebrei mischt. „Einnahme nach dem Essen" bedeutet, dass zwischen Mahlzeit und Einnahme ein deutlicher Abstand von bis zu 30 Minuten liegen sollte.

Medikamente sollten immer mit Wasser eingenommen werden, das vorzugsweise zimmerwarm ist und keine Kohlensäure ent-

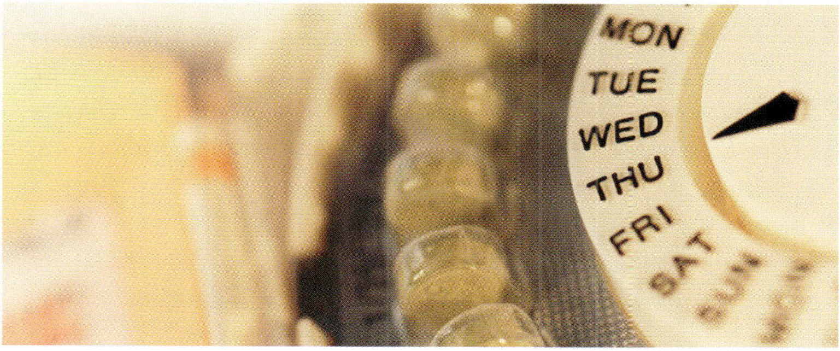

hält, sonst kann beim Aufstoßen der unangenehme Medikamentengeschmack verspürt werden. Niemals ein Medikament mit heißer Flüssigkeit einnehmen; wegen der Wärme ist dabei die geschluckte Menge zu gering und die Tablette kann an der Rachenhinterwand hängen bleiben. Ebenso niemals ein Medikament ohne Wasser einnehmen, auch hier kann die Kapsel hängen bleiben und Verletzungen erzeugen. Medikamente niemals mit Alkohol einnehmen, denn er kann die Wirkung verändern.

Bei Antibiotika zur Behandlung von Infektionen behindern Kalzium und Magnesium die Aufnahme der Wirkstoffe. Deshalb sollten zwischen dem Genuss von Milch/Milchprodukten und der Antibiotikaeinnahme mindestens zwei Stunden liegen.

Manche Medikamente können die Aufnahme wichtiger Nährstoffe blockieren. Arzneimittel können so Ursache dafür sein, dass Nahrungsbestandteile (in der Regel Vitamine) nicht richtig verwertet werden. Dieser Effekt tritt allerdings nur bei Behandlungen über einen längeren Zeitraum auf. Die in zahlreichen Schmerzmitteln enthaltene Acetylsalicylsäure hemmt beispielsweise die Aufnahme von Kalzium und verschiedener Vitamine wie Vitamin C und Folsäure. Auch Präparate gegen die Rheumaerkrankung verringern die Kalziumaufnahme aus der Nahrung. Verschiedene Cholesterinsenker behindern die Aufnahme von Mineralstoffen aus dem Darm, die für den Knochenaufbau von Bedeutung sind. Dies kann vor allem problematisch für Betroffene sein, die einen erhöhten Nährstoffbedarf haben, wie Senioren, Schwangere und Stillende sowie für chronisch Kranke.

Die Wirkung von Arzneimitteln kann auch von der Tageszeit beeinflusst werden. Experten gehen heute davon aus, dass einige der häufigsten chemotherapeutischen Mittel durch die richtige Wahl der Tageszeit verträglicher und in einigen Fällen auch effektiver wirken.

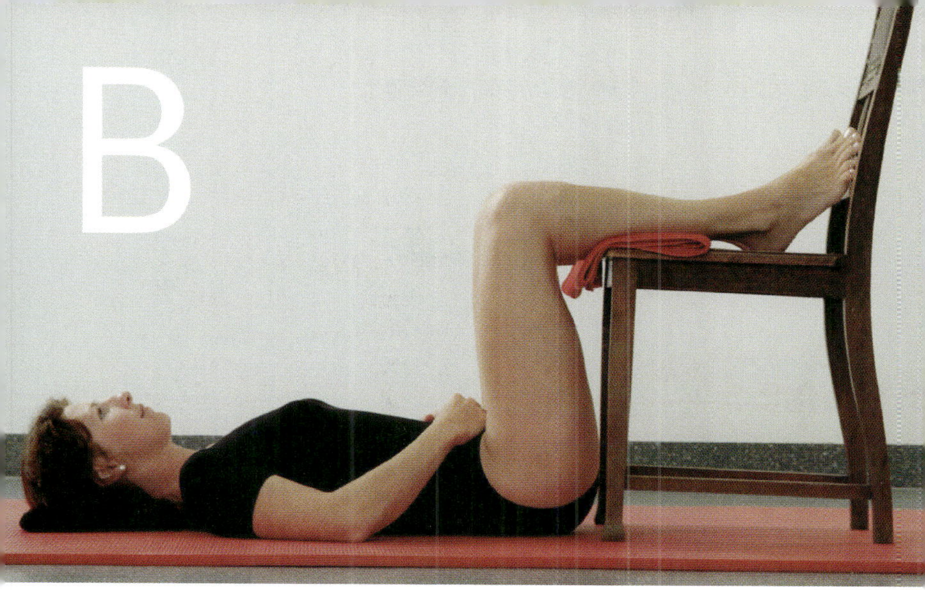

Stufenlagerung zur Entlastung der Lendenwirbelsäule.

Wie behandelt man einen Bandscheibenvorfall?

Unsere Wirbelsäule besteht aus 32 Wirbelknochen und den dazwischen liegenden Bandscheiben. Die Bandscheiben bestehen jeweils aus einem Bindegewebsring und einem zentralen weichen Kern, der einerseits die Beweglichkeit der Wirbelsäule ermöglicht und andererseits als „Stoßdämpfer“ wirkt. Die übereinander liegenden Wirbelknochen bilden mit den dazwischen liegenden Bandscheiben die Wirbelsäule und den darin befindlichen Wirbelkanal, der das Rückenmark und die ihn versorgenden Blutgefäße enthält.

Ein Bandscheibenvorfall entsteht durch Fehl- oder Überbelastung der Wirbelsäule. Die Bandscheibe kann dann Richtung Wirbelkanal rutschen und auf die in unmittelbarer Nähe liegenden Nervenwurzeln drücken. Dies führt zu den typischen Symptomen des Bandscheibenvorfalls, beispielsweise intensiven Schmerzen an Bein oder Arm, verbunden mit Gefühlsstörungen sowie Kraftabschwächung einzelner Muskeln bis hin zu Lähmungserscheinungen.

Im Allgemeinen lässt sich ein Bandscheibenvorfall gut konservativ behandeln mit gezielter Entlastungsgymnastik, Kraulschwimmen und der Vermeidung von unkontrollierten Bewegungen. Bei stärkeren Schmerzen helfen abschwellende und entzündungshemmende Medikamente. Nur bei dauerhaften Beschwerden oder beginnenden Lähmungserscheinungen ist eine Operation notwendig.

Lassen Sie es gar nicht erst zum Bandscheibenvorfall kommen! Rückenbeschwerden kann man vorbeugen, wenn man regelmäßig die Bauch- und Rückenmuskulatur trainiert und mit isometrischen Übungen aufbaut. Wichtig ist außerdem rückenschonendes Heben sowie richtige Sitz- und Stehhaltung. Denken Sie immer daran, übermäßige unkontrollierte Belastungen der Wirbelsäule zu vermeiden.

Hyperlink:
Aktion gesunder Rücken
www.agr-ev.de

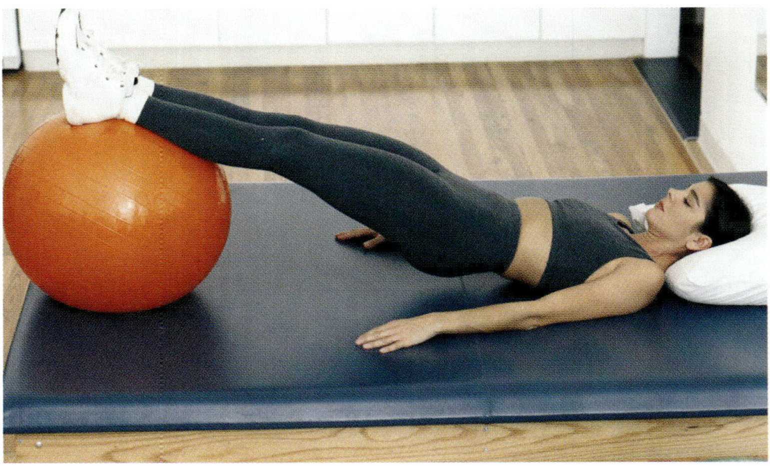

Wie entsteht Blasenkrebs?

Unter einem Blasenkarzinom, präziser einem Harnblasenkarzinom, versteht man einen bösartigen Tumor, der in der Harnblase entsteht. Dieser Tumor breitet sich an der Innenhaut der Blase aus. Etwa 15.000 Menschen erkranken in Deutschland jährlich an Blasenkrebs, darunter etwa dreimal so viele Männer wie Frauen. Meist tritt die Erkrankung nach dem 65. Lebensjahr auf. Risikofaktoren für die Entstehung von Blasenkrebs sind unter anderem Berufsbelastung mit bestimmten Chemikalien (Farbstoffe, Lösungsmittel und Gerbstoffe), Tabakkonsum, regelmäßiger Schmerzmittelgebrauch sowie chronische Blasenentzündungen.

Anfangs wuchert nur die oberflächliche Schleimhautschicht. Davon merkt der Betroffene meist nichts, aber es kann zu Schleimhautblutungen kommen, wodurch sich der Urin rötlich verfärbt. Blut im Urin ist allerdings in den meisten Fällen kein Zeichen für einen Blasentumor, sondern weitaus häufiger Ausdruck einer Harnwegsinfektion.

Liegen Risikofaktoren vor, sollte eine Blasenspiegelung vorgenommen werden. Dabei wird ein Endoskop durch die Harnröhre in die Blase vorgeschoben. Falls ein Blasentumor entdeckt wird, hängt die Behandlung davon ab, wie weit der Krebs sich ausgebreitet hat. Ist er nur oberflächlich gewachsen, dann wird die Geschwulst mit Instrumenten durch das Endoskop hindurch entfernt. Anschließend werden krebshemmende Medikamente, so genannte Zytostatika, in die Blase geleitet.

Ist der Krebs schon in tiefere Schichten der Blasenwand vorgedrungen, ist eine Operation unumgänglich. Dabei kann es notwendig sein, die Blase vollständig zu entfernen und aus einer Darmschlinge eine neue Blase zu bilden. Manchmal muss ein künstlicher Urinausgang angelegt werden.

Das beste Mittel im Kampf gegen Krebs ist die Früherkennung. Für Blasenkrebs gibt es keine regelmäßigen Früherkennungsprogramme wie sie beispielsweise für Brust-, Gebärmutterhals-, Darm- oder Prostatakrebs von den gesetzlichen Krankenkassen angeboten werden. Deshalb ist jeder Einzelne gefordert, auf seine Gesundheit und auf Veränderungen seines Körpers zu achten und beizeiten zum Arzt zu gehen. Dies gilt besonders für Menschen, die ein erhöhtes Risiko haben, an Blasenkrebs zu erkranken.

Hyperlink: Selbsthilfebund Blasenkrebs e. V.
www.harnblasenkrebs.de

Wie entstehen „blaue Flecken“?

Manche Menschen sind anfälliger für die unschönen blauen Flecken als andere – ein klitzekleiner Stoß an der Tischkante genügt, zack, da ist schon wieder einer.

Blaue Flecken sind Blutergüsse, die durch die Haut schimmern. Ein Hämatom – so der Fachausdruck – entsteht, wenn bei einer Prellung kleine Blutgefäße unter der Haut platzen, aus denen das Blut ins umliegende Gewebe sickert. Dort gerinnt es und bleibt sichtbar, bis Enzyme es ganz abgebaut haben. Der rote Blutfarbstoff Hämoglobin wird sofort zu einem blau-grünen Farbstoff zerlegt, daher hat das „Veilchen“ die charakteristische bläulich-violette Farbe. Zuletzt verfärbt sich der Bluterguss gelblich-braun, bis er schließlich ganz abgebaut ist.

Nach einer Prellung kann sofortige Kühlung das Ausmaß des Blutergusses verkleinern, denn dadurch ziehen sich die Blutgefäße zusammen, und es tritt weniger Blut aus. Prellungen können mit essigsaurer Tonerde behandelt werden. Dazu wird ein Tuch mit aufgelöster essigsaurer Tonerde getränkt und dann auf die betroffene Stelle gelegt. Damit werden auch die akuten Schmerzen gelindert.

Wer häufig zu ausgedehnten blauen Flecken neigt, sollte beim Arzt testen lassen, ob seine Blutgerinnung regelrecht ist. Meistens ist die Neigung zu Hämatomen allerdings nur eine lästige Überempfindlichkeit der Haut, vorwiegend bei jungen Frauen. Hin und wieder ein blauer Fleck sollte daher nicht beunruhigen. Wenn dies jedoch auffallend häufig ist, sollte man auch andere Krankheiten wie beispielsweise neurologische oder Koordinationsstörungen vom Arzt ausschließen lassen.

Welche Beschwerden sind typisch für Bluthochdruck?

Von Bluthochdruck (Hypertonie) spricht man, wenn der Ruheblutdruck ständig über dem Normalwert von 130/85 mmHg liegt. Häufig wird ein Bluthochdruck erst dann entdeckt, wenn es Jahre nach dem Beginn der Erkrankung zu Folgeschäden an verschiedenen Organen gekommen ist. In den allermeisten Fällen verursacht der Bluthochdruck selbst überhaupt keine Beschwerden. Die Tatsache, dass diese folgenreiche Erkrankung für die Betroffenen kein wirkliches „Leiden" darstellt, erschwert sowohl die Krankheitsfeststellung als auch die konsequente Behandlung.

Krankheitszeichen eines dauerhaft erhöhten Blutdrucks sind in den meisten Fällen klopfende Kopfschmerzen, die vor allem im Hinterkopf gespürt werden, sowie eine nachlassende Leistungsfähigkeit. Auch über Nasenbluten, Sehstörungen,

Schwindel, Herzklopfen oder Beklemmungsgefühl wird häufig geklagt.

Anders stellt sich die Situation beim so genannten malignen (bösartigen) Bluthochdruck

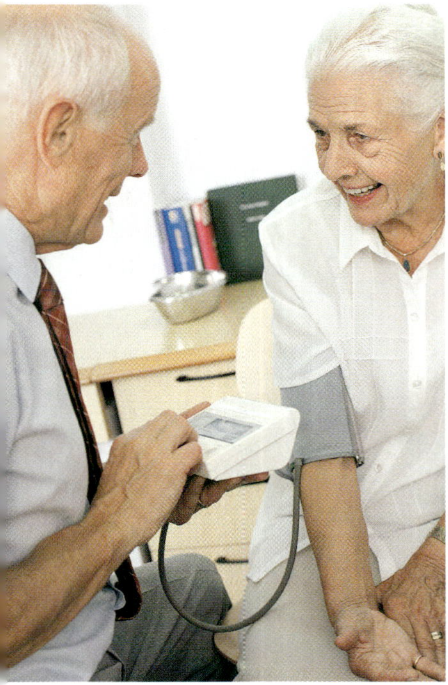

oder den Bluthochdruckkrisen dar. Hier liegen Blutdruckwerte vor, die vorübergehend oder sogar dauerhaft Bereiche von über 130 mmHg für den diastolischen (unteren) Wert erreichen. Dabei haben die Patienten erhebliche Beschwerden, die von starken Kopfschmerzen über Sehstörungen, Schwindel, Übelkeit und Erbrechen bis zu Benommenheit und Krampfanfällen reichen. Auch ein als Angina Pectoris bezeichnetes schmerzhaftes Engegefühl in der Brust tritt dabei häufig auf.

Zu den Risikofaktoren für die Entstehung eines Bluthochdrucks gehören Übergewicht, Fehlernährung, Stress, Rauchen und Alkoholmissbrauch. Darüber hinaus kann Bluthochdruck auch erblich (mit-)bedingt sein.

Etwa ein Viertel der Bevölkerung ist von Bluthochdruck betroffen, aber nur jeder Fünfte begibt sich in ärztliche Behandlung. Dabei sind die Therapiemöglichkeiten gut – sie können das Leben um Jahre verlängern.

Hyperlink:
Deutsche Herzstiftung e. V.
www.herzstiftung.de

Ab wann ist eine Bronchitis chronisch?

Die Lunge besteht aus einem verästelten System der Atemwege, den Bronchien, in denen der Sauerstoff- und CO_2-Austausch stattfindet. Unter Bronchitis versteht man eine Entzündung der Schleimhaut in den Bronchien, ausgelöst durch Bakterien oder Viren im Zusammenhang mit einer Erkältungskrankheit. Typisch für eine akute Bronchitis ist die Überempfindlichkeit der Atemwege mit Hustenreiz, vermehrter Schleimbildung und Auswurf sowie ggf. auch mühsamer Atmung durch krampfartige Engstellung der Bronchien.

Die Weltgesundheitsorganisation spricht von chronischer Bronchitis, wenn bei einem Patienten in zwei aufeinander folgenden Jahren in mindestens drei aufeinander folgenden Monaten Husten und Auswurf vorkommen. In Deutschland leiden schätzungsweise über sechs Millionen Menschen an einer chronischen Bronchitis. Zudem nimmt die Erkrankungshäufigkeit mit steigendem Lebensalter zu; Männer sind etwa dreimal häufiger betroffen als Frauen.

Die Hauptursache der chronischen Bronchitis ist das Rauchen. 90 Prozent aller Menschen mit chronischer Bronchitis sind Raucher oder Ex-Raucher. Jeder zweite Raucher über 40 Jahre leidet an einer chronischen Bronchitis. Weiterhin begünstigen häufige bzw. nicht ausgeheilte Atemwegsinfekte die Entstehung einer chronischen Bronchitis. Längerer Aufenthalt in trockener Luft (beispielsweise in klimatisierten Büros oder auf Langstreckenflügen) kann zu gereizter Schleimhaut auch in den Bronchien führen, was wiederum Infekte mit Viren oder Bakterien begünstigt.

Die Flimmerhärchen der Atemwege, die den Schleim transportieren, werden zu Beginn der Erkrankung gelähmt, im weiteren Verlauf der Erkrankung können sie zerstört werden. Übermäßig viel zäher Schleim wird produziert und die Schleimhaut der Lungenbläschen schwindet. Dadurch werden die Bläschen beim Ausatmen instabil und fallen in sich zusammen. Die Folge ist eine Zerstörung der Lungenbläschen und damit die Erweiterung der Lufträume, die so genannte Bronchiektasie. Wenn durch chronischen Husten die Kraft der Muskulatur in den Bronchien weiter nachlässt, kann durch die Überblähung der Lunge ein Emphysem entstehen. Atemnot und Leistungsmangel durch verminderte Sauerstoffaufnahme können die Folge sein.

Bei der Behandlung kommen in der Regel bronchienerweiternde Sprays zum Einsatz, die ggf. je nach Bedarf dosiert werden. Außerdem können kortisonhaltige Medikamente zur Schleimhautabschwellung sowie weitere Präparate zum Verflüssigen von Bronchialschleim verordnet werden.

Hyperlink: Patientenliga Atemwegserkrankungen www.patientenliga-atemwegserkrankungen.de

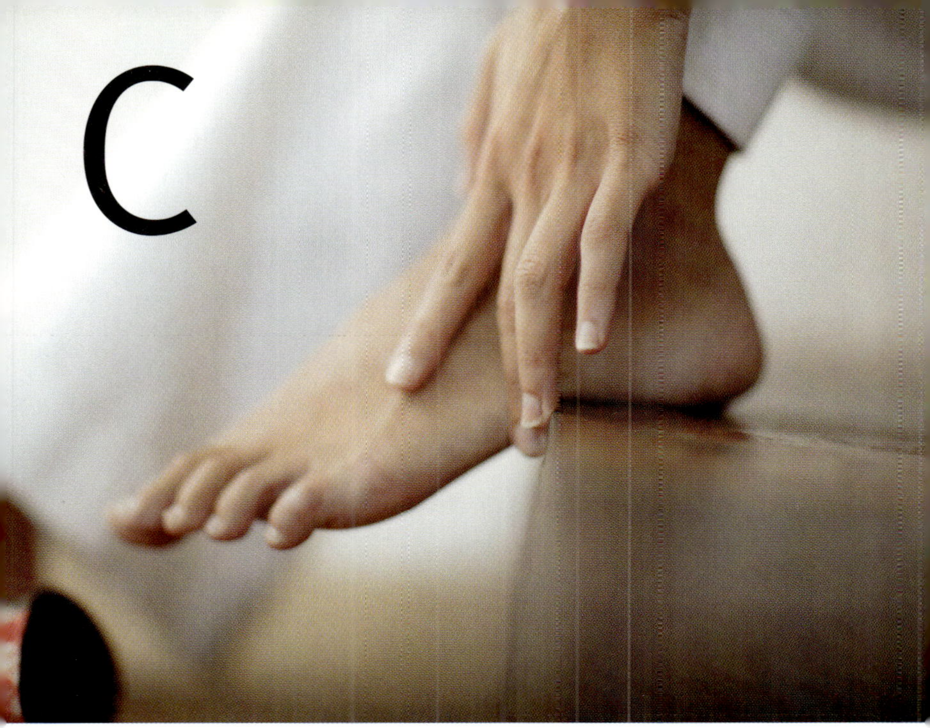

Der Charcot-Fuß ist eine Sonderform des Diabetischen Fußsyndroms.

Was ist ein Charcot-Fuß?

Namensgeber des so genannten „Charcot-Fußes" ist der französische Neurologe Jean Martin Charcot, einer der Erstbeschreiber des Krankheitsbildes im 19. Jahrhundert. Der „Charcot-Fuß" ist eine Sonderform des diabetischen Fußsyndroms bei Patienten mit Diabetes mellitus. Sie ist dadurch gekennzeichnet, dass es zu Knochenbrüchen und Knochenuntergang im Bereich der Füße (meist Fußwurzel- aber auch Mittelfußbereich) kommt. Dadurch entstehen mitunter stark deformierende Veränderungen des Fußes mit eingeschränkter Belastbarkeit.

Auch im Rahmen einer Neuropathie, also der Erkrankung peripherer Nerven, kann sich der Fußknochen in der beschriebenen Weise auflösen, und es kommt zusätzlich zu einer

Nervendegeneration. Als Folge davon bricht das Fußskelett regelrecht ein, und es entstehen groteske Fehlstellungen des Fußes, ausgedehnte Druckschäden der Haut und Infektionen, an deren Ende die Amputation droht.

Das Krankheitsbild „Charcot-Fuß" ist nicht schmerzhaft – und gerade deshalb besonders gefährlich. Mittlerweile findet man etwa 16 Prozent der etwa sechs Millionen Diabetiker mit diesem Erkrankungsbild – Tendenz steigend. Auch wenn die Ursachen dieser Erkrankung noch nicht vollständig bekannt sind, wurden in den letzten Jahren Therapien entwickelt, mit denen die Prognose entscheidend verbessert werden konnte. Besonders wichtig ist aber das frühzeitige Erkennen der Erkrankung, möglichst noch bevor das Fußskelett einbricht.

Bei Zusammenbruch des Fußgewölbes muss der Fuß mehrere Monate konsequent total entlastet werden. Anschließend kann man die Fehlstellungen der Knochen mit orthopädischem Schuhwerk korrigieren. Auch wenn das Fußskelett dadurch stabilisiert wird, bleibt die Deformierung jedoch bestehen. In machen Fällen ist auch eine operative Korrektur notwendig. Dabei gibt es zwei spezielle Operationstechniken: die Rekonstruktion der Fußachsen oder aber die Teilversteifung von Gelenken.

Hyperlink:
Deutscher Diabetiker Bund
www.diabetikerbund.de

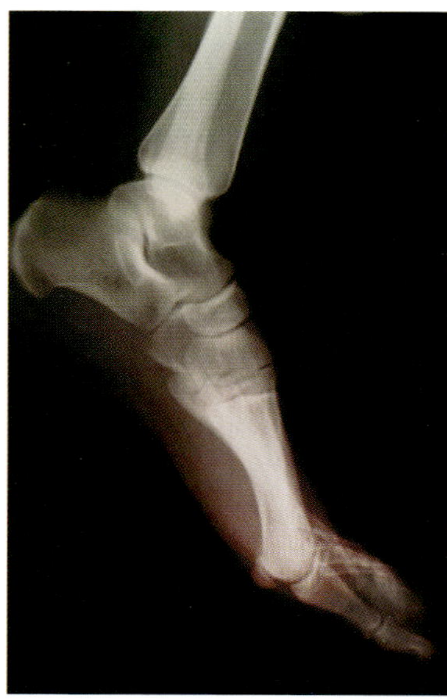

Was ist Cholesterin?

Cholesterin – der Name stammt aus dem Griechischen und bedeutet übersetzt „Galle“ (griech. Chole) und „fest“ (griech. Stereos) – gehört zu den Grundsubstanzen des menschlichen Organismus und ist Bestandteil aller menschlichen Gewebe. Cholesterin gehört zur Gruppe der Nahrungsfette und ist daher schlecht wasserlöslich. Der Körper muss deshalb einen Weg finden, diese Fette im Blut zu transportieren. Dies geschieht durch Eiweißbausteine, so genannte Lipoproteine, die aus Fett (Lipid) und Eiweiß (Apoprotein) bestehen und das Cholesterin in den Blutgefäßen zu den Körperzellen transportieren. Lipoproteine gibt es mit niedriger (LDL) und hoher (HDL) physikalischer Dichte.

LDL-Cholesterin wird als das „böse“ Cholesterintransport-Lipoprotein bezeichnet; es bringt Cholesterin zu den verschiedenen Organen des Körpers, wo es über spezielle Aufnahmestellen, die so genannten Rezeptoren, in die Zellen eingeschleust wird. Ist das Cholesterinangebot größer als die Aufnahmekapazität der Zelle, gibt LDL das Cholesterin in das Blut ab, wo es sich in den Gefäßwänden ablagert und den Durchmesser einengt. Die Ablagerungen – so genannte Plaques – können sich jedoch irgendwann loslösen und im Blut als „Fremdkörper“ mitschwimmen. Die Folge: Eine Verstopfung eines Gefäßes, eine örtliche Thrombose. Beide Veränderungen, die Einengung und das Ablösen der Ablagerungen können zu Herzinfarkt und Schlaganfall führen. Deshalb sollte der LDL-Cholesterinwert im Blut so niedrig wie möglich sein.

HDL-Cholesterin wird hingegen als das „gute“ Cholesterintransport-Lipoprotein angesehen, denn es nimmt überschüssiges Cholesterin aus den Körperzellen und dem Blut auf und bringt es zur Leber zurück. HDL kann auch bereits an den Gefäßwänden gebundenes Cholesterin wieder herauslösen. Es leistet damit einen entscheidenden Beitrag zur Verhinderung der Gefäßverkalkung. Daher gilt: je mehr HDL, desto besser.

Cholesterin wird zum Teil mit der Nahrung aufgenommen. Daher sollte die Nahrungszusammensetzung gut kontrolliert sein. Das Cholesterin baut sich auch durch körperliche Leistung ab; daher sollte regelmäßig Sport getrieben und das Körpergewicht möglichst normalisiert werden. Eine cholesterinsenkende Behandlung mit Medikamenten (z. B. mit Statinen) wird unter Umständen notwendig, falls Diät und andere Maßnahmen nicht greifen.

Hyperlink: Lipid-Liga
www.lipid-liga.de

Was tun gegen chronische Schmerzen?

In Deutschland leiden rund zehn Millionen Menschen unter chronischen Schmerzen – Tendenz steigend. Neben Kopf- und Rückenschmerzen machen vor allem Gelenke und Nerven den Betroffenen das Leben zur Qual.

Akute Schmerzen sind für den Körper als Warnsignale wichtig, weil sie auf Erkrankungen hinweisen und andererseits Überlastungen zu verhindern versuchen. Bei sofortiger Behandlung klingen die Schmerzen meist wieder ab. Ist der Körper dem Schmerz jedoch dauerhaft ausgesetzt, dann entwickelt das Nervensystem eine Art Schmerzgedächtnis. Der Schmerz wird chronisch.

Chronische Schmerzen können die unterschiedlichsten Formen haben. Die bekanntesten sind Neuralgien im Kopf-, Kreuz- und Rückenbereich sowie Tumor- oder Phantomschmerzen. Ebenso bekannt sind Arthroseschmerzen, vor allem im Knie oder in der Schulter, die trotz Behandlung oft nicht abklingen wollen. Diese Schmerzformen können Wochen oder gar Jahre andauern und den Alltag der Patienten beeinflussen. Neben körperlichen Faktoren spielen bei der Entstehung chronischer Schmerzen auch psychische oder soziale Faktoren eine Rolle. Der Griff zur Schmerztablette aus der Hausapotheke allein verspricht in diesen Fällen keine Linderung mehr. Notwendig ist eine umfassende Schmerztherapie.

Die Therapieansätze sind interdisziplinär vielfältig. Eine zeitgemäße Schmerztherapie sollte medikamentöse Therapie, Physio- und Psychotherapie in einem ganzheitlichen Konzept verbinden. Die medikamentöse Therapie wird heute in einem

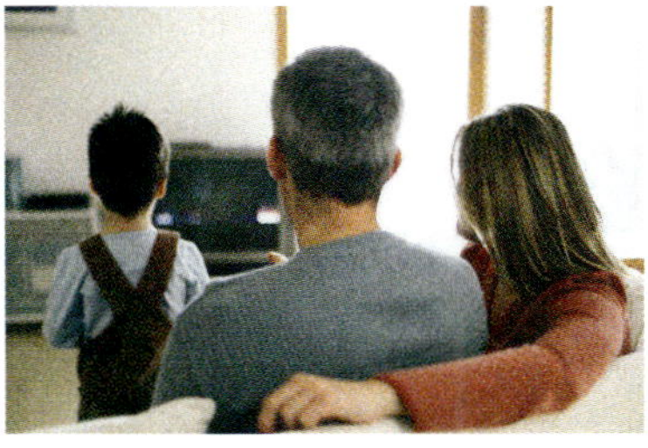

Stufenschema vorgenommen, wobei vom einfachen Schmerzmittel bis hin zur Behandlung durch opioidhaltige Medikamente bestimmte Kombinationen vorgesehen sind.

Die Behandlung muss auf die individuellen Bedürfnisse des Patienten zugeschnitten sein, um in jeder Stufe Schmerzfreiheit zu erreichen. Man muss Schmerzen nicht aushalten, sondern rechtzeitig mit der nächsten Stufe beginnen, damit das Schmerzgedächtnis den Schmerz nicht einprogrammiert.

Vielen Schmerzarten bei Muskeln und Gelenken kann man durch ausreichend Bewegung bzw. regelmäßiges körperliches Training vorbeugen. Bereits die richtige Sitzhaltung vor dem Computer, am Arbeitsplatz oder auch vor dem Fernseher kann beispielsweise Rückenschmerzen vermeiden helfen.

Hyperlink:
Deutsche Schmerzliga e.V.
www.schmerzliga.de

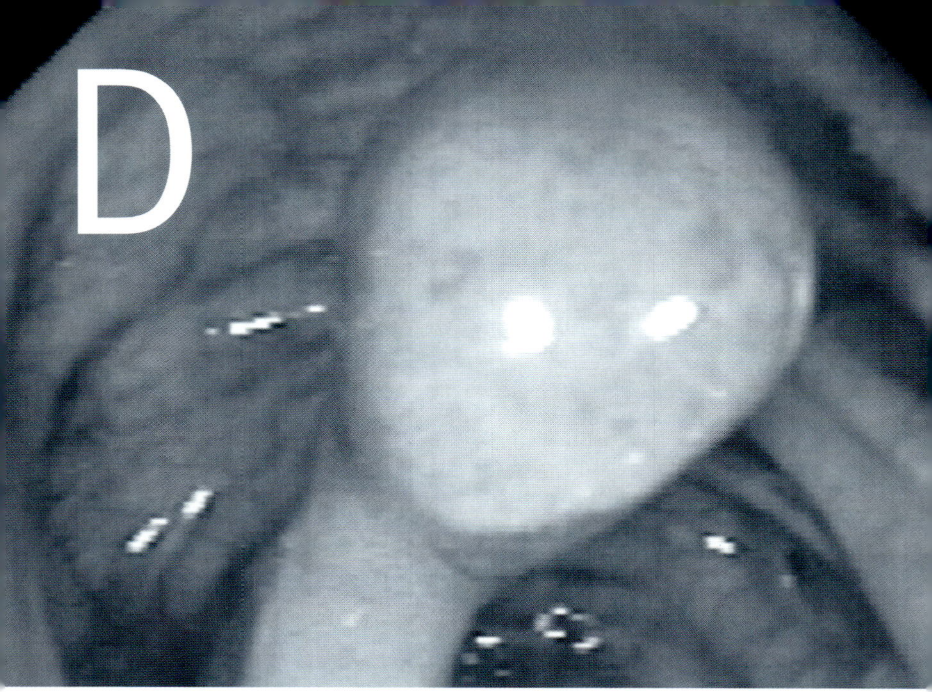

Darmpolypen können während einer Koloskopie gleich entfernt werden.

Was ist ein Darmpolyp?

Bei Darmpolypen handelt es sich um Schleimhautausstülpungen im Dickdarm, die meist keine Beschwerden verursachen. Gefährlich kann es allerdings werden, wenn diese eigentlich gutartigen Schleimhautveränderungen entarten, wodurch sie zu Dickdarmkrebs werden. Die Entwicklung vom Polypen zum bösartigen Tumor kann Jahre dauern. Durch regelmäßige Vorsorgeuntersuchungen können die gutartigen Polypen rechtzeitig im „Ministadium“ erkannt werden, sodass sie noch vor einer Krebsentstehung entfernt werden können.

Polypen treten in unterschiedlicher Form und Größe auf. Die Ursache für ihre Entstehung ist nicht eindeutig bekannt. Man geht allerdings davon aus, dass erbliche Veranlagung eine Rolle spielt. Zudem ist anzunehmen, dass Ernährung und Lebensgewohnheiten einen Einfluss haben können: Hohe Anteile tierischer Fette, wenig Ballaststoffe, Rauchen und übermäßiger Alkoholkonsum sowie Fettleibigkeit können die Bildung von Polypen beschleunigen. Die Schleimhautgeschwülste verursachen keine typischen Beschwerden, führen jedoch häufig – je nach Größe – zu Stuhlunregelmäßigkeiten, Durchfall und Verstopfung. Auch regelmäßig wieder auftretende Bauchschmerzen sowie Schleim oder Blutbeimengungen im Stuhl können Alarmsignale sein. Derartige Symptome treten aber meist erst dann auf, wenn die Polypen eine gewisse Größe erreicht haben.

Aus diesem Grund ist es medizinisch empfehlenswert, sich einer regelmäßigen Darmvorsorgeuntersuchung durch eine Koloskopie zu unterziehen. Hierbei werden mithilfe von bildgebenden bzw. endoskopischen Verfahren Darmpolypen erkannt, auch wenn sie noch relativ klein sind. Sie können meistens bei der gleichen Untersuchung entfernt werden. Ebenso ist die Suche in einer Stuhlprobe nach okkulten (nicht sichtbaren) Spuren von Blut ein guter Suchtest, der alleine aber nie ausschließen kann, dass keine Polypen vorhanden sind.

Obwohl Darmpolypen vermehrt bei älteren Personen auftreten, sollte man sich derzeit ab dem 55. Lebensjahr regelmäßig alle zwei Jahre einer vorsorgenden Koloskopie unterziehen. Bei familiär aufgetretenen Darmkarzinomen müssen selbstverständlich früher, nach Absprache mit dem Arzt, regelmäßige Untersuchungen vorgenommen werden. Zur Vorbeugung ist es ferner ratsam, auf eine ausgewogene Ernährung zu achten, auf das Rauchen zu verzichten, Alkohol nur in Maßen zu genießen, das Gewicht niedrig zu halten und viel Sport zu treiben.

Was ist das Dreitagefieber?

Das Dreitagefieber ist eine harmlose Virusinfektion, die typischerweise Kinder im Alter von sechs Monaten bis zum Ende des zweiten Lebensjahres betrifft. Die Krankheit beginnt plötzlich mit hohem Fieber, das drei bis vier Tage anhält. Die Übertragung erfolgt durch Tröpfcheninfektion, also beispielsweise durch Niesen, Husten oder Sprechen. Zwischen Ansteckung und Beginn des Fiebers können bis zu 14 Tage vergehen (Inkubationszeit).

Die Krankheit beginnt mit einem plötzlichen Fieberanstieg auf 39 bis 40 Grad Celsius. Auffällig ist, dass das Allgemeinbefinden trotz des hohen Fiebers wenig oder gar nicht beeinträchtigt ist. In seltenen Fällen kann es im Rahmen dieses Fiebers zu Fieberkrämpfen kommen, die üblicherweise harmlos verlaufen. Nach drei bis vier Tagen verschwindet das Fieber ebenso plötzlich wie es gekommen ist. Gleichzeitig tritt ein klein- bis mittelfleckiger blassroter Ausschlag auf, der den ganzen Körper übersät und nach 2 bis 3 Tagen verschwindet. Nach 5 bis 7 Tagen klingt die Erkrankung ohne Folgeschäden ab.

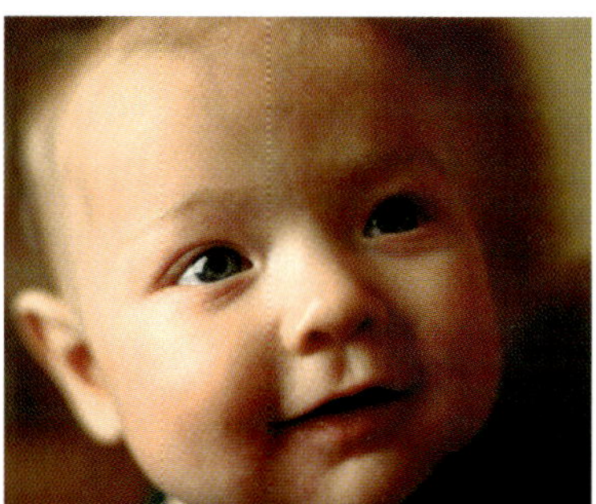

Bei vielen Kindern nimmt die Krankheit nicht den beschriebenen typischen Verlauf, sondern verläuft in solch abgeschwächter Form, dass sie sogar unbemerkt bleibt. Nur gezielte Fragen des Arztes decken dann auf, dass das Kind in den dem Ausschlag vorangegangenen Tagen doch etwas unpässlich war. Bis zum Ende des zweiten Lebensjahres haben jedoch fast alle Kinder erkannt oder unbemerkt diese Virusinfektion durchgemacht. Daher wird das Dreitagefieber inzwischen auch als typische Kinderkrankheit bezeichnet.

Die Behandlung erfolgt symptomatisch mit fiebersenkenden Maßnahmen (Wadenwickel, Fieberzäpfchen). Wichtig ist ferner, dass betroffene Kinder wegen des hohen Fiebers ausreichend zu trinken bekommen (Mineralwasser, Saft, Tee). Ein Impfstoff steht bislang noch nicht zur Verfügung, da die Krankheit als harmlos eingestuft wird. Verwechselt wird die Krankheit oft mit Röteln und Masern, da der Ausschlag ähnlich aussehen kann. Allerdings haben Masern und Röteln einen völlig anderen Beginn mit typischen Begleiterscheinungen und dauern insgesamt wesentlich länger.

Was ist der Morbus Dupuytren?

Der Morbus Dupuytren ist eine krankhafte Veränderung an der Handinnenfläche, bei der ein- oder beidseitig rund um die Fingersehnen das Bindegewebe wächst. Dadurch können die Finger nicht mehr frei gestreckt werden, da die Wucherungen die Bewegung blockieren. Dies ist zunächst nur als Verhärtung in der Handinnenfläche spürbar, nach Monaten oder Jahren wird es durch die Bewegungseinschränkung auch sichtbar.

Die Krankheit tritt bevorzugt nach dem 50. Lebensjahr auf, Männer sind deutlich häufiger betroffen als Frauen. Abgesehen von einer genetischen Disposition ist die Ursache der Erkrankung bislang weitgehend ungeklärt. Starker Alkoholkonsum erhöht das Krankheitsrisiko. Bei fortgeschrittener Blockierung mit der Unmöglichkeit, die Finger zu strecken, wird eine Operation empfohlen: Das wuchernde Gewebe an den Sehnen wird nach einem Hautschnitt entfernt. Die Operation birgt einige Risiken, beispielsweise können Nerven und Sehnen verletzt wer-

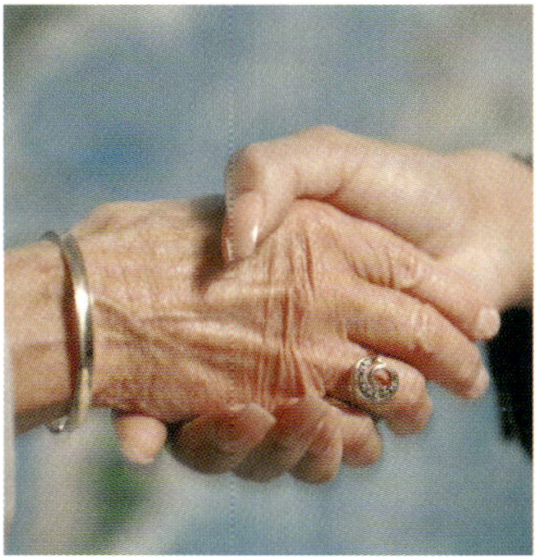

den, wenn die Wucherung sehr festsitzt. Andererseits muss man mit der Operation warten, bis die Wucherung ausreichend groß ist, um sie trotz des Operationsrisikos entfernen zu können.

Im Anschluss an die Operation ist eine mehrwöchige ergotherapeutische Behandlung notwendig. Dabei wird die Narbe massiert und die Beweglichkeit der Finger trainiert. Handbäder fördern die Durchblutung und erleichtern das Training der Beweglichkeit der Hand. Nach einigen Monaten ist die Hand dann sowohl kosmetisch als auch funktional wieder voll hergestellt.

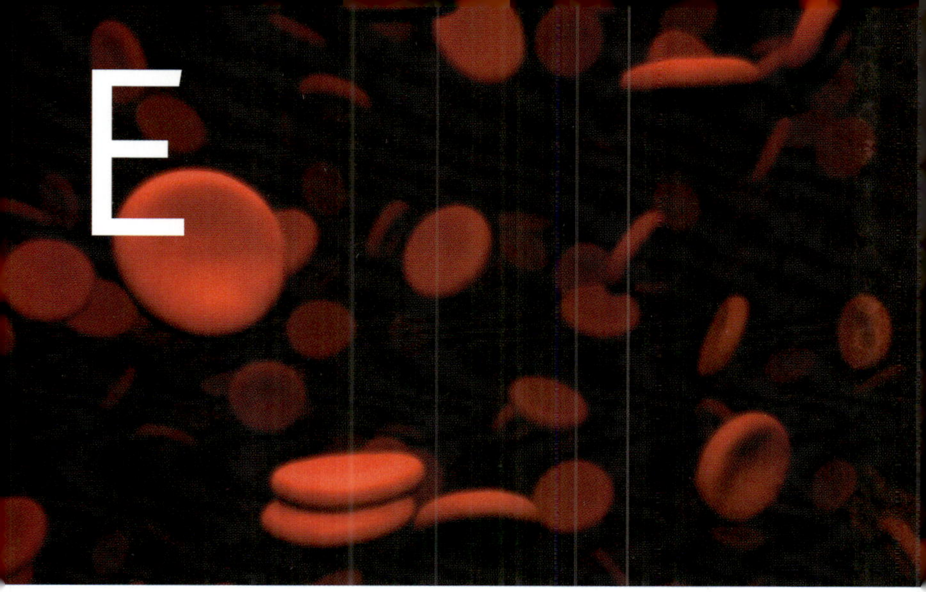

Zu wenig Blutkörperchen – Folge von Eisenmangel.

Wie kommt es zu Eisenmangel?

Eisen ist für die Zellteilung, den Sauerstofftransport, die Atmung und die Energiegewinnung unerlässlich und lebensnotwendig. Der menschliche Körper speichert ca. 4.000–5.000 Milligramm Eisen, mehr als die Hälfte davon ist im roten Blutfarbstoff, dem Hämoglobin, eingebaut. Ebenso ist das Eisen einer der wichtigsten Bestandteile von Antikörpern des Immunsystems. Um den Eisenbedarf des Körpers zu decken, muss das Eisen mit der Nahrung aufgenommen werden. Der Tagesbedarf wird durch eine abwechslungsreiche und ausgewogene Ernährung gedeckt, insbesondere mit frischem Gemüse, Salat und Obst. Jedoch sollten 30 Prozent des Eisens durch Muskelfleisch (beispielsweise Filetsteak, Schweinelendchen, Kalbssteak) oder Fisch aufgenommen werden.

Eisenmangel entsteht entweder, wenn eine Aufnahmestörung im Darm aufgrund chronischer Erkrankungen vorliegt, oder wenn über häufige Infektionen das Eisen in der Abwehr verbraucht wird. Bei einer Mangel- oder Fehlernährung werden die Eisenspeicher unzureichend aufgefüllt. Frauen mit sehr starken Monatsblutungen können ebenfalls so viel Eisen verlieren, dass der Bedarf nicht mehr durch die Nahrungsaufnahme gedeckt werden kann. Wenn die Eisenspeicher im Knochenmark aufgezehrt sind, kommt es zu einer so genannten Eisenmangelanämie. Weil der Körper nicht mit ausreichenden Sauerstoffmengen versorgt wird, äußert sich die Anämie zunächst durch Symptome wie Blässe, Müdigkeit, Abnahme der Konzentrationsfähigkeit sowie einer Infektanfälligkeit.

Auch unbemerkte innere Blutverluste wie beispielsweise bei einem nicht erkannten Darmtumor können die Ursache für einen Eisenmangel sein. Daher ist die Kontrolle des verborgenen Blutes im Stuhl eine der wichtigsten Suchmaßnahmen für schwere Erkrankungen und sollte ab einem gewissen Alter regelmäßig jährlich durchgeführt werden.

Kann der Arzt jedoch solche Ursachen ausschließen, so lässt sich der Eisenmangel meistens mit Tabletten behandeln. Wichtig dabei ist, dass während der Behandlung viel Flüssigkeit getrunken wird, damit das Eisen gut gelöst durch die Darmschleimhaut in die Blutbahn gelangen kann. Bei einigen Patienten können Eisenmedikamente Schleimhautreizungen im Magen auslösen, deshalb gibt man Tabletten, die sich erst im Dünndarm auflösen. Unter der Behandlung kann sich der Stuhl schwarz färben.

Mit einer gemischten abwechslungsreichen Kost bekommt ein gesunder Mensch in der Regel genügend Eisen. Bei krankhaften Zuständen soll er sich zur Eisenbestimmung im Blut und zur weiteren Beratung an seinen Arzt wenden.

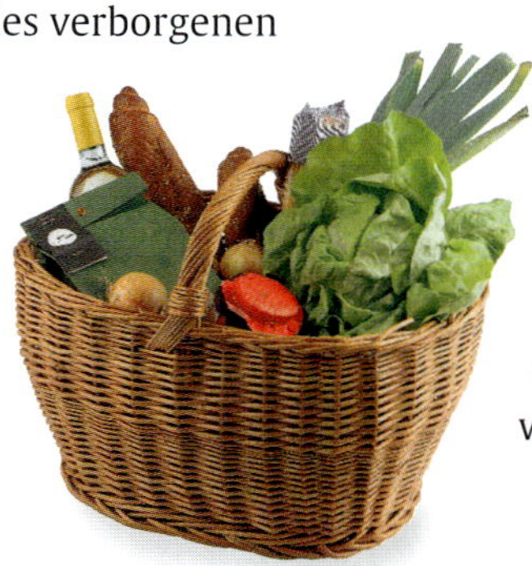

Wie gefährlich ist eine Enzephalitis?

Eine Enzephalitis ist eine Entzündung des Gehirns, hervorgerufen durch Viren, Bakterien oder Pilze. In manchen Fällen reagieren auch die Hirnhäute, die so genannten Meningen, mit; man spricht dann von einer Meningoenzephalitis. Je nach Schwere der Erkrankung reichen die Beschwerden von Fieber, Kopfschmerzen und Abgeschlagenheit bis zu Lähmungen, Sehstörungen mit Doppelbildsehen, Krämpfen und Bewusstlosigkeit.

Fast immer ist eine Gehirnentzündung die Folge einer Virusinfektion, wie etwa Masern, Herpes oder auch das durch Zecken übertragene FSME-Virus. Säuglinge und sehr alte Menschen sind aufgrund ihrer allgemein geringen Abwehr stärker gefährdet, eine Gehirnentzündung durch Bakterien zu bekommen; deshalb werden diese Personen heute in vielen Fällen vorbeugend dagegen geimpft.

Besteht der Verdacht einer Gehirnentzündung, werden Blut und Gehirnflüssigkeit auf mögliche Erreger untersucht. In einer Computer- oder Kernspintomographie wird ferner nach typischen Entzündungszeichen gesucht. Eine leichte Gehirnentzündung, beispielsweise im Rahmen einer Grippe, wird allerdings häufig gar nicht bemerkt und klingt gemeinsam mit der Grippe wieder ab. Schwere Gehirnentzündungen gehen häufig mit Übelkeit und Erbrechen, Störungen der Sprache, Ausfällen einzelner Muskelpartien oder Nackensteifigkeit einher.

Die Krankheitserscheinungen können bei einer Virusenzephalitis wieder komplett abklingen. Eine bakterielle Entzündung hinterlässt hingegen häufig strukturelle Veränderungen.

Die Behandlung richtet sich nach dem Auslöser der Enzephalitis: Gehirnentzündungen, die durch Bakterien oder Pilze ausgelöst werden, können mit Antibiotika bzw. Antimykotika behandelt werden. Ebenso können einige durch Viren ausgelöste Gehirnentzündungen mit speziellen Virustatika behandelt werden.

Schwere Enzephalitiden müssen immer im Krankenhaus beobachtet und behandelt werden, um lebensgefährliche Komplikationen rechtzeitig zu erkennen und fachgerecht behandeln zu können. In der Folge von schweren Krankheitsverläufen kann es für längere Zeit zu Lähmungen und Sprachstörungen kommen.

Wie Erste Hilfe leisten bei einem epileptischen Anfall?

Beim großen epileptischen Anfall (Grand mal) verliert der Betroffene das Bewusstsein und fällt zu Boden. Der Körper verkrampft sich, es treten Zuckungen auf. Wer einen solchen Anfall beobachtet, sollte möglichst nicht in Panik geraten und sich besonnen verhalten. Unüberlegte vermeintliche Hilfestellungen könnten noch zusätzlich Schaden anrichten.

So bedrohlich ein solcher Anfall auch aussehen mag, er ist für die Betroffenen in aller Regel nicht lebensgefährlich. Verwirrt erscheinende Betroffene verletzen sich erstaunlich selten. Außerdem ist es praktisch unmöglich, einen Anfall zu unterbrechen, der einmal begonnen hat. Ein häufig zu Beginn ausgestoßener Schrei ist kein Ausdruck anfallsbedingter Schmerzen, sondern beruht auf einem abnormen Einsaugen von Luft.

Alle Hilfsmaßnahmen haben zum Ziel, mögliche Komplikationen und insbesondere Verletzungen zu verhindern:

- Sofern möglich, kann man versuchen, den Stürzenden aufzufangen oder hinzulegen, am besten in die stabile Seitenlage.
- Muss der Betroffene aus einer Gefahrenzone gebracht werden, sollte er am Oberkörper und nicht an den Extremitäten angefasst werden, denn beim Ziehen an den Armen könnte es während eines Anfalls leicht zum Ausrenken des Schultergelenks kommen.
- Bei Unmutsäußerungen oder Abwehrbewegungen sollte der Helfer nachgeben, weil es sonst sehr leicht zu einem Raufen kommen kann (an das sich die meisten Betroffenen später nicht mehr erinnern können).
- Oft wird in bester Absicht versucht, dem Krampfenden einen Gegenstand zwischen die Zähne zu schieben, um einen Zungenbiss zu vermeiden. Dies gelingt aber in der Regel nicht und richtet mehr Schaden an den Zähnen und andere Verletzungen an als es nutzt.
- Für die Betroffenen sind beim Wiedererlangen des Bewusstseins die um sie herumstehenden „Gaffer" oft mit das Unangenehmste an einem Anfall, der für sie ansonsten zumeist nichts Besonderes mehr ist. Deshalb sollten nutzlos Herumstehende gebeten werden, zu gehen.
- Wichtig ist auch, die Dauer des Anfalls zu registrieren. Zumeist sind die Anfälle nach ein bis zwei Minuten vorbei.
- Halten die Zuckungen länger als fünf bis zehn Minuten an, ist das Gesicht blau angelaufen oder ist der Betroffene länger als 30 Minuten verwirrt, sollte ein Arzt oder ein Krankentransport verständigt werden.

Hyperlink: Deutsche Epilepsievereinigung e. V.
www.epilepsie.sh

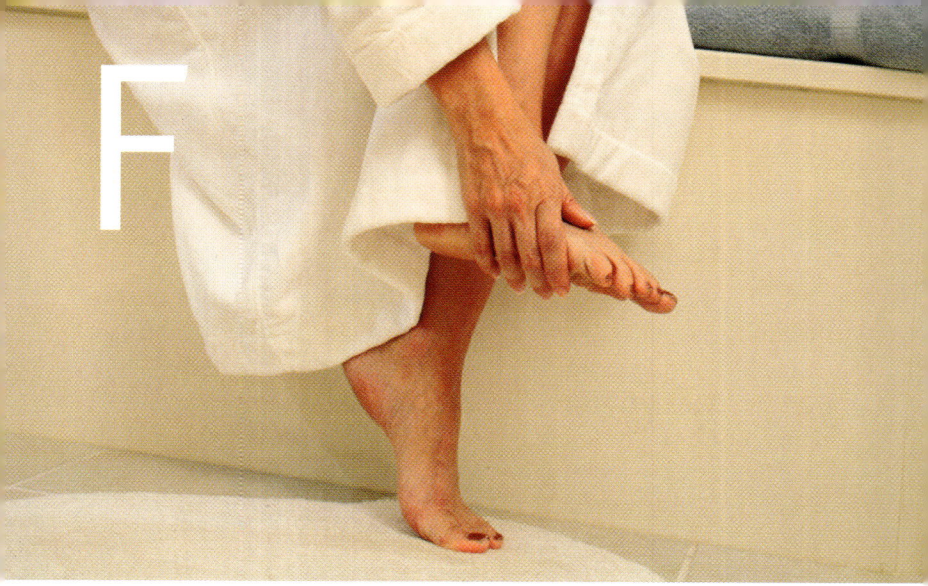

Stechender Schmerz beim Gehen: Fersensporn.

Was ist ein Fersensporn?

Ein Fersensporn ist ein dornartiger Knochenauswuchs am Ansatzpunkt der Muskeln an der Unterseite der Ferse. Bei chronischer und starker Überlastung dieser Sehnen kann es zu Entzündungen und zu kleinen Rissen in den Sehnen kommen. Solche Überlastungen treten beispielsweise durch langes Stehen auf harten Böden, durch Sport ohne vorheriges Aufwärmen, durch Fehlstellungen des Fußes, bei Übergewichtigen oder aus Altersgründen auf. Häufig trägt auch die unnatürliche Fußhaltung in spitzen und/oder hohen Schuhen zur Überbeanspruchung der Sehnen bei.

Um die kleinen Sehnenrisse zu heilen, lagert der Körper – ähnlich wie bei einem Knochenbruch – Kalk an den Verletzungen ab. Dadurch entsteht im Laufe der Zeit ein kleiner Auswuchs entlang der Sehnen, der Fersensporn.

Patienten mit Fersensporn verspüren einen heftigen, stechenden Schmerz beim Gehen, der sich auf harter Unterlage noch verschlimmert. Bei der Untersuchung schmerzt die Muskulatur an der Fußsohle auf Druck. Der Fersensporn ist von außen nicht zu sehen und meistens nur im Röntgenbild am Fersenknochen erkennbar.

Der Fersensporn lässt sich recht gut konservativ behandeln: Am wichtigsten ist die Schonung der betroffenen Ferse. Linderung verschaffen im akuten Stadium entzündungshemmende Injektionen direkt in die Ferse. Physikalische Therapie mit Kälte oder Wärme sowie Salbenverbände können zur Heilung beitragen. Sehr wichtig sind spezielle Einlagen mit einer Aussparung für den Sporn, welche die Ferse in diesem Bereich entlastet und den direkten Kontakt des Sporns mit dem Boden verhindert. Bringen all diese Maßnahmen nicht den gewünschten Erfolg, kann im Einzelfall eine Stoßwellentherapie oder Operation zur Auflösung bzw. Entfernung des Fersensporns notwendig sein.

Wie kommt es zu Fieber?

Die Grundtemperatur des Körpers ist individuell und liegt im Körperinneren bei rund 37 Grad Celsius. Eine einheitliche Definition von „Fieber" gibt es allerdings nicht. Medizinisch spricht man ab einer Temperatur von 38,1 Grad Celsius von Fieber, darunter spricht man von „erhöhter Temperatur".

Die Körpertemperatur ist stark bewegungsabhängig, sie sollte daher bei Körperruhe bestimmt werden. Sie schwankt innerhalb von 24 Stunden nur um rund 0,6 Grad Celsius. Der niedrigste Wert ist in den frühen Morgenstunden, der höchste Wert zwischen 16 und 20 Uhr zu messen.

Ein Temperaturanstieg im Körper wird durch verschiedene Faktoren ausgelöst. Fieber tritt vor allem als Begleiterscheinung von Infektionskrankheiten; beim Eindringen körperfremder Eiweiße (Bakterien, Viren, Pilze) in den Organismus; bei allergischen Reaktionen; bei extremer Anstrengung; als Nebenwirkung von bestimmten Medikamenten; bei einer Überfunktion der Schilddrüse auf.

Fieber ist eine natürliche Abwehrreaktion des Körpers. 30 Prozent aller Virusinfekte lösen Fieber aus, 70 Prozent aller Viruserkrankungen können jedoch auch ohne Fieber auftreten. Wenn bei einer Erkrankung zunächst aufgetretenes Fieber abklingt und danach wieder ansteigt, muss man davon ausgehen, dass Bakterien den Viren gefolgt sind und eine Zweitinfektion ausgelöst haben. Nicht jedes Fieber muss also mit Antibiotika behandelt werden, aber eine bakterielle Infektion mit hohem Fieber zeigt, dass der Körper die Infektion nicht beherrschen kann und das Immunsystem eventuell Unterstützung in der Abwehr braucht.

Die Körpertemperatur wird bevorzugt im Mund unter der Zunge gemessen, am günstigsten mit einem Digitalthermometer, das in wenigen Sekunden die ermittelte Temperatur anzeigt. Allerdings sollte zuvor keine heiße Flüssigkeit getrunken werden.

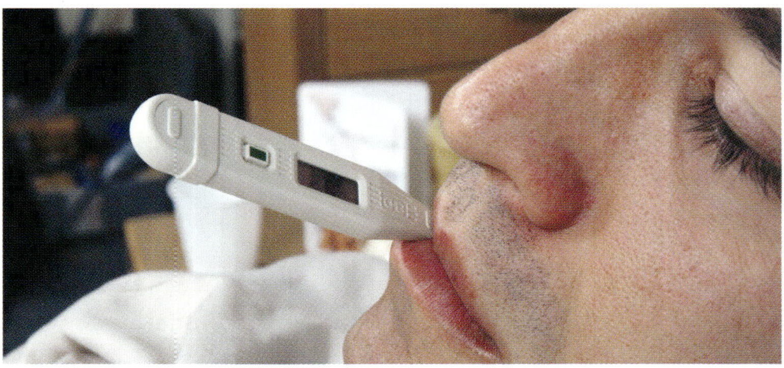

Ist Frühjahrsmüdigkeit eine Krankheit?

Die Tage werden länger, die Sonne lässt ihre ersten warmen Strahlen spüren, und die Natur lebt auf. Alles könnte so schön sein – wenn es nicht das Problem der Frühjahrsmüdigkeit gäbe. Wer von der Frühjahrsmüdigkeit betroffen ist, klagt häufig über Kreislaufbeschwerden, Müdigkeit, Abgeschlagenheit, Wetterfühligkeit, Unlustgefühle, erhöhte Anfälligkeit für Erkältungen, Schlaflosigkeit, Schwindel, Leistungsschwäche usw.

Hinter der Frühjahrsmüdigkeit stecken weder Viren noch Bakterien. Die allgemeine Mattigkeit ist vielmehr Folge einer Anpassung des Organismus an die Wetterveränderungen und an die zunehmend länger werdenden Tage im März und April. Der menschliche Organismus stellt sich im Frühjahr nämlich um, genauso wie sich die Natur „erneuert". Der Rhythmus des Körpers ändert sich, zunehmende Sonneneinstrahlung und hormonelle Veränderungen tun ein Übriges. Außerdem führen Bewegungsmangel und zu wenig Schlaf in der kalten und dunklen Jahreszeit dazu, dass man im Frühjahr nicht so recht in Schwung kommt.

Was kann man gegen Frühjahrsmüdigkeit tun? Häufige Bewegung an der frischen Luft regt den Kreislauf an, stärkt Nerven und das Immunsystem. Außerdem fördert das Tageslicht die Anpassung des Organismus an die neue Jahreszeit. Ausgedehnte Spaziergänge und natürlich auch Ausdauersportarten wie Joggen, Radfahren oder Walking eignen sich besonders. Wer gern Schwimmen geht, kann das auch mit Wechselbädern und Saunagängen kombinieren – das macht munter!

Auch die seelische Einstellung auf die neue Jahreszeit trägt mit dazu bei, die Frühjahrsmüdigkeit erfolgreich zu bekämpfen: Wer sich den Frühling ins Haus holt, indem er beispielsweise mit frischen Schnittblumen für eine fröhliche Atmosphäre sorgt, fördert das eigene Wohlbefinden.

Auch eine Umstellung der Ernährung kann dazu beitragen, der Frühjahrsmüdigkeit ein Schnippchen zu schlagen: Wer leichte Kost, verteilt auf mehrere kleinere Portionen zu sich nimmt, entlastet den Körper bei der Verdauungsarbeit. Gleichzeitig wird damit Heißhunger und auch Übergewicht vorgebeugt. Der Speiseplan kann vor allem mit Salaten, Obst und Gemüse angereichert werden, diese enthalten Vitamine, Ballast- und Mineralstoffe, die der Körper in der Übergangszeit des Frühlings besonders benötigt. Eine abwechslungsreiche und vollwertige Ernährung gehört schließlich zu den besten Muntermachern.

Die Frühjahrsmüdigkeit dauert glücklicherweise nur recht kurze Zeit an und das „Gegensteuern" ist recht einfach. Falls die Beschwerden jedoch anhalten bzw. die beschriebenen Maßnahmen keinerlei Wirkung zeigen, sollte zur weiteren Abklärung ein Arzt aufgesucht werden.

Wie kommt es zu Fußpilz?

Fußpilz ist eine der häufigsten Hauterkrankungen. Die Erreger finden sich fast überall, besonders in Feuchträumen wie z. B. Schwimmbädern und Umkleidekabinen von Fitness-Studios und Saunas.

Beim Fußpilz kommt es zu Entzündung, Nässen, Hautabschuppung oder Blasenbildung mit Juckreiz zwischen den Zehen. In schwereren Fällen können auch die Fußsohlen und die Zehennägel (Nagelpilz) befallen sein.

Pilze gedeihen gut an Stellen, die häufig feucht sind. Anfällig für Fußpilz sind daher Personen, die auf Grund ihrer beruflichen Tätigkeit gezwungen sind, dicht schließende Schuhe zu tragen, wodurch eine hohe Fußfeuchtigkeit entsteht. Aber auch Menschen, die häufig Turnschuhe tragen sowie Personen mit chronischen Krankheiten wie beispielsweise Diabetiker sind gefährdet.

Der Arzt erkennt die Diagnose meist durch das typische Erscheinungsbild. Der Befund kann durch Abstrich und mikroskopische Untersuchung gesichert werden. Die Behandlung erfolgt mit Cremes oder Sprays, die Wirkstoffe gegen Pilze enthalten. Bei schwerem Befall kann eine Behandlung mit Tabletten notwendig sein.

Zur Vorbeugung sollten die Füße mit Kernseife gewaschen und danach gründlich abgetrocknet werden. Gegebenenfalls die Zehenzwischenräume mit einem Fön nachtrocknen, bevor Strümpfe und Schuhe angezogen werden. Es empfiehlt sich, reine Baumwollsocken zu tragen, die kochfest sind und täglich gewechselt werden sollten.

In den Sommermonaten ist es ratsam, häufig barfuß oder in Sandalen zu laufen, damit die Füße belüftet werden. Bei häufigerem Pilzbefall können die Füße und die Innenseiten der Schuhe mittels Spray gegen Fußpilz geschützt werden.

G

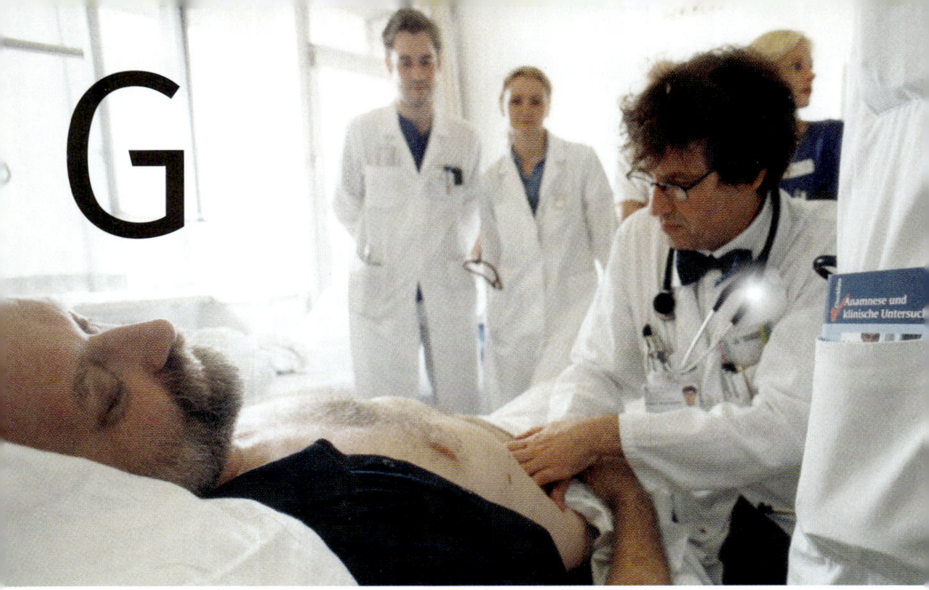

Gallensteine verursachen zum Teil starke Schmerzen.

Wie entstehen Gallensteine?

Die Gallenflüssigkeit wird in den Leberzellen gebildet und über die Leberkanälchen in der Gallenblase gespeichert, bis sie für die Verdauung benötigt wird. Sobald Fette aus der Nahrung in den Dünndarm gelangen, zieht sich die Gallenblase zusammen und pumpt die gespeicherte Gallenflüssigkeit in den Darm, wo sie die Aufnahme der Fette in die Darmschleimhaut ermöglicht.

Acht bis zehn Millionen Menschen in Deutschland haben Gallensteine. Allerdings merkt nur jeder fünfte Gallensteinträger jemals etwas davon. Frauen leiden mehr als doppelt so häufig unter Gallensteinen wie Männer, besonders oft sind übergewichtige Patienten betroffen. In einigen Fällen kann die Neigung zur Bildung von Gallensteinen auch erblich bedingt sein.

Gallensteine entstehen, wenn die Gallenflüssigkeit zäher wird und verklumpt. Hat ein solches Konkrement die Größe des Gallenblasengangs, kann sie ihn verstopfen und den Gallefluss behindern. Der Patienten verspürt Übelkeit, Druck- und Völlegefühl im rechten Oberbauch – vor allem nach fetten Speisen. Eine Gallenkolik entsteht, wenn die Gallenblase versucht, das verstopfende Konkrement durch Zusammenziehen auszustoßen.

Wenn Gallensteine den gemeinsamen Ausgang von Gallengang und Bauchspeicheldrüsengang verstopfen, kann sich die Bauchspeicheldrüse entzünden. Man spricht hier von einer akuten Pankreatitis. Die Ärzte versuchen, einen solchen Stein mit einem Endoskop, das über Speiseröhre und Magen bis zur verstopften Gallengangsmündung im Zwölffingerdarm eingeführt wird, zu entfernen.

Es gibt auch Gallensteine, die die gesamte Gallenblase ausfüllen. Sie können nicht in den Gallengang rutschen, verhindern aber den Gallefluss in den Darm. Hier hat der Patient häufig eine begleitende chronische Bauchspeicheldrüsenentzündung und Verdauungsstörungen.

Um bei einem bekannten Steinleiden Beschwerden zu vermeiden, wird meist die gesamte Gallenblase mit allen Steinen in einer Operation entfernt. Die meisten Patienten leben anschließend ohne Gallenblase völlig beschwerdefrei.

Mit Stoßwellen lassen sich bestimmte Steine von außen so klein zertrümmern, dass sie über den Gallengang mit der Gallenflüssigkeit abfließen können. Allerdings löst dieses Verfahren nicht das ursächliche Problem, sondern beseitigt nur die Steine. Das Risiko, erneut Gallensteine zu bekommen, bleibt also bestehen.

Wer zu Gallensteinen neigt, sollte bei der Ernährung auf wenig Fett, wenig scharfe Gewürze und wenig Grillprodukte achten. Außerdem muss genügend Flüssigkeit aufgenommen werden und möglichst kein hochprozentiger Alkohol.

Was ist eine Gebärmuttersenkung?

Die Gebärmutter wird im so genannten kleinen Becken durch eine Konstruktion aus Bindegewebe als „Aufhängung“ sowie durch die Beckenbodenmuskulatur in ihrer Lage gehalten. Bei zunehmender Bindegewebsschwäche und mangelhaftem Training der Beckenbodenmuskulatur sinkt die Gebärmutter nach unten, im Extremfall bis in den Scheideneingang. Die häufigsten Ursachen dafür sind einerseits eine Überbelastung des Gewebes, z. B. bei körperlicher Arbeit mit schwerem Heben und Tragen, was den Druck im Bauchraum erhöht, sowie Geburten in kurzen Zeitabständen ohne entsprechende Rückbildungsgymnastik oder auch Übergewicht mit Fettansammlung im Bauchraum. Andererseits kann auch eine angeborene Bindegewebsschwäche mit die Ursache sein.

Die unmittelbare Nachbarschaft der Gebärmutter zu Harnblase und Darm kann bei einer Senkung zu unangenehmen Folgen führen. Bei der Harnblase kommt es durch den Druck zu einem Reiz zu häufigem Wasserlassen bis hin zur Inkontinenz und häufiger Blasenentzündung. Im Enddarm kann ein Druck- und Fremdkörpergefühl entstehen sowie ein Reiz zur Stuhlentleerung, zur Verstopfung und zur Bildung von Hämorrhoiden.

Die Behandlung besteht vorwiegend in der Behandlung der Symptome. Vor allem sollte eine Reduktion des Übergewichts erreicht werden. Außerdem kann gezielte Beckenbodengymnastik deutliche Linderung erreichen. Bei fortgeschrittener Senkung können durch eine operative Verkürzung des Bandes der „Aufhängung“ sowie eine plastische Wiederherstellung des gedehnten Beckenbodens die Beschwerden deutlich gebessert werden. Oft wird hierbei dann auch die Gebärmutter entfernt. Zur Vermeidung eines erneuten Auftretens ist regelmäßige Beckenbodengymnastik und der Verzicht auf schweres Heben und Tragen (mehr als 5 kg) hilfreich.

Was ist ein Gelenkschnupfen?

Unter einem „Gelenkschnupfen" versteht der Arzt umgangssprachlich eine harmlose und folgenlos ausheilende Flüssigkeitsansammlung im Gelenk als Folge eines Virusinfektes im Körper. Viren lösen an Schleimhäuten Entzündungen aus; die Schleimhaut schwillt an und schützt sich durch Produktion von Flüssigkeit.

So wie bei einem Schnupfen die Nasenschleimhaut anschwillt und die Nase „läuft", kann dies im Inneren jeden Gelenkes ebenso stattfinden. Da die Flüssigkeit im Gelenk nicht so einfach wie in der Nase ablaufen kann, sondern durch die Körperzellen langsam abgebaut werden muss, ergeben sich Druckschmerzen und eine Bewegungseinschränkung.

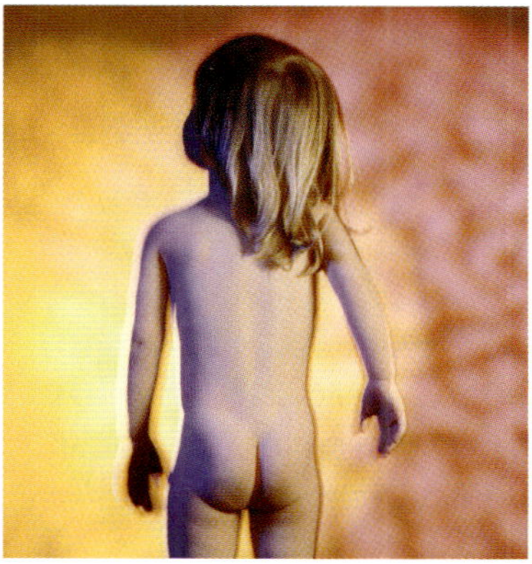

Vorwiegen sind Kinder betroffen, und bei ihnen vorwiegend die Hüften. Die Kinder können schmerzbedingt kaum noch gehen. Diese dramatischen Symptome klingen üblicherweise ohne Behandlung innerhalb weniger Tage ab.

Kommt dieses Phänomen häufiger vor, sollte neben dem Kinderarzt auch ein Orthopäde oder Rheumatologe konsultiert werden, denn unter wiederholtem „Gelenkschnupfen" kann der Knorpel des Knochens leiden. Außerdem sollten schwer wiegendere Krankheitsprobleme wie eine rheumatische Entzündung, eine Hüftfehlstellung oder die Lösung der Wachstumsfuge ausgeschlossen werden. Dieses ist besonders wichtig, um Spätschäden zu vermeiden.

Was ist der Unterschied zwischen Grauem und Grünem Star?

Der Graue und der Grüne Star sind Augenerkrankungen des Innenauges, die zur Sehverschlechterung führen. Auch wenn beide Erkrankungen ähnlich genannt werden, sind die Ursachen, Symptome und Konsequenzen sehr unterschiedlich.

Am Grünen Star, medizinisch auch Glaukom genannt, leiden allein in Deutschland mehr als 50.000 Menschen, häufig ohne es zu wissen.

Im Inneren des Auges befindet sich eine Art Kammer, die eine Flüssigkeit enthält, das so genannte Kammerwasser, die zur Versorgung des Auges dient. Das Kammerwasser wird ständig neu gebildet und fließt normalerweise über einen Kanal mit Ventilfunktion wieder ab. Wenn diese Ventilfunktion über eine nachlassende Elastizität nicht mehr stattfinden kann, staut sich das Kammerwasser und damit steigt der Druck im Auge. Der erhöhte Augeninnendruck wirkt auf den Augenhintergrund und den Sehnerv und erzeugt dadurch eine bleibende Schädigung.

In der Frühphase der Erkrankung spüren die Betroffenen tückischerweise überhaupt nichts. Im weiteren Verlauf der Erkrankung treten dann Warnzeichen auf wie diffuse Kopfschmerzen und Verschwommensehen. Wird der Grüne Star nicht rechtzeitig behandelt, wird das Sehfeld, das sog. Gesichtsfeld, immer kleiner, bis auch das zentrale Sehfeld ausfällt und es zur Erblindung kommt.

Beim Grauen Star, medizinisch Katarakt genannt, handelt es sich um eine (meist altersbedingte) Trübung der Augenlinse, die zu einer fortschreitenden Beeinträchtigung des Sehvermögens führt. Das Hauptsymptom des Grauen Stars ist ein langsamer, ohne Schmerzen einhergehender Verlust der Sehschärfe wie beim Blick durch eine Milchglasscheibe. Die Betroffenen haben Schwierigkeiten beim Lesen, Fernsehen oder auch beim Autofahren.

So unterschiedlich die Entstehung der Erkrankungen, so verschieden werden sie auch behandelt:

Beim Grünen Star wird durch eine Behandlung mit Augentropfen versucht, den Ablauf des Kammerwassers zu verbessern und damit den erhöhten Augeninnendruck zu normalisieren. Wenn dies nicht ausreichend zum Abfluss führt, besteht die Möglichkeit, operativ oder durch Laserbehandlung den Abflusskanal zu erweitern. Daher wäre eine regelmäßige Messung des Augeninnendrucks eine gute Prävention, um rechtzeitig mit einer Behandlung zu beginnen und die Erblindung zu vermeiden.

Beim Grauen Star kann man im frühesten Stadium der Linsentrübung durch Brillen das Sehvermögen noch ausgleichen. Auch der Einsatz von Tropfen am Auge, die eine Weitstellung der Pupillen bewirken, kann in manchen Fällen hilfreich sein, ebenso wie die Gabe von Vitaminen in Augentropfenform, die den Linsenstoffwechsel verbessern. Ist die Linsentrübung so weit fortgeschritten, dass das Sehvermögen durch Korrekturen nicht mehr verbessert werden kann, spricht man vom „reifen Star" und eine Staroperation wird nötig: Die getrübte Linse wird entfernt und ggf. durch eine künstliche Linse ersetzt. Die Staroperation gilt heute als komplikationslos und ist selbst bei alten Patienten mühelos und erfolgreich durchzuführen.

Hyperlink: Initiativkreis zur Glaukomfrüherkennung www.glaukom.de

Grippeimpfung: notwendig oder nicht?

Die Virusgrippe (Influenza) dauert bei Kindern und jungen Erwachsenen meist nur drei bis vier Tage. Bei Menschen mit verminderter Widerstandskraft kann sie jedoch schwer verlaufen und lebensbedrohliche Komplikationen hervorrufen, beispielsweise eine gefährliche Lungenentzündung.

Um sich vor dem schweren Verlauf einer Influenza zu schützen, sollten sich besonders gefährdete Personen möglichst noch vor Beginn der kalten Jahreszeit gegen die Grippe impfen lassen. Die Impfung wird empfohlen für alle Menschen über 60 Jahre sowie für Personen mit chronischen Erkrankungen, wie z. B. Herz-Kreis-Laufleiden, Bronchitis, Asthma, Rheuma, Nierenerkrankungen und Stoffwechselstörungen. Auch wer häufig mit vielen anderen Menschen in Kontakt kommt, beispielsweise in öffentlichen Verkehrsmitteln oder am Arbeitsplatz, sollte sich gegen Grippe impfen lassen.

Der Impfstoff wird jedes Jahr der aktuellen biologischen Struktur des Erregers angepasst, denn das Virus verändert seine Eigenschaften von Saison zu Saison. Deshalb hält der Impfschutz auch nur ein Jahr.

Die Grippeschutzimpfung wird vom Hausarzt durchgeführt. Sie gehört zu den am besten verträglichen Impfungen und ist nebenwirkungsarm. Die Kosten werden von den Krankenkassen übernommen.

Hyperlink: Robert-Koch-Institut www.rki.de

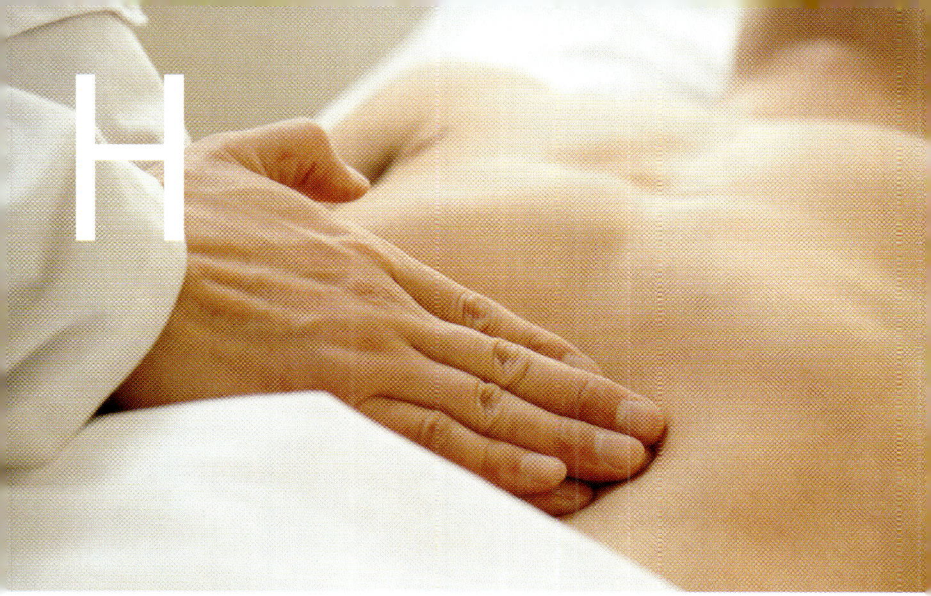

Der Helicobacter besiedelt den Magenausgang und den oberen Anteil des Dünndarms.

Was ist ein Helicobacter?

Vor wenigen Jahren wurde eine bestimmte Bakterienart entdeckt, der Helicobacter pylori, dem man die Mitverursachung von Magen- und Dünndarmgeschwüren unterstellt. Diese Bakterien können in der aggressiven Magensäure leben und sich dort vermehren. Der Helicobacter pylori besiedelt den Magenausgang (Pylorus) und den oberen Anteil des Dünndarms. Zusammen mit der Magensäure und den zersetzenden Verdauungssekreten führt er zur Entstehung eines Geschwürs.

Man vermutet, dass 95 Prozent aller Zwölffingerdarmgeschwüre und 70 bis 80 Prozent aller Magengeschwüre durch eine Besiedelung mit Helicobacter pylori entstehen und dadurch unterhalten werden.

Bei einer Magenspiegelung wird daher routinemäßig auch das Vorhandensein dieses Bakteriums überprüft. Ebenso kann ein Nachweis des Bakteriums über die Atemluft stattfinden.

Um chronische und wiederkehrende Entzündungen zu vermeiden, werden verschiedene Medikamente zur Behandlung eingesetzt: Arzneimittel, die die Bildung der Magensäure hemmen, werden kombiniert mit spezifischen Antibiotika.

Was ist eine B-Hepatitis?

Hepatitis ist eine Leberentzündung. Sie kann unter anderem durch eine Infektion mit Hepatitisviren ausgelöst werden. Es gibt verschiedene Hepatitisvirusarten; die wichtigsten sind die A-, B- und C-Viren.

Hepatitis B wird durch das Hepatitis-B-Virus verursacht, das durch Körperflüssigkeiten (Speichel, Urin, Stuhl, Sperma, Vaginalschleim, Blut oder Blutplasma) übertragen wird. Hepatitis B ist sehr ansteckend. Es genügen bereits mikroskopisch kleine Hautverletzungen, durch die der Erreger in die Blutbahn gelangt.

Die Zeit zwischen der Ansteckung bis zum Auftreten der Krankheit beträgt ein bis sechs Monate. Die ersten Beschwerden sind unspezifisch: Appetitlosigkeit, Abneigung gegen bestimmte Lebensmittel, Übelkeit, Muskel- und Gelenkschmerzen sowie leichtes Fieber.

In der zweiten Krankheitsphase kann es zu Gelbsucht und Juckreiz kommen, der Stuhl entfärbt sich und der Urin wird dunkel. Diese akute Phase der Erkrankung dauert vier bis sechs Wochen an. Danach tritt meist eine Besserung ein.

Bei etwa einem Drittel der Betroffenen entwickelt sich danach eine chronische Leberentzündung. Sie kann ganz ohne Beschwerden verlaufen oder eine Reihe von weniger ernsthaften Beschwerden mit sich bringen: Müdigkeit, Gelenk- und Muskelschmerzen und gelegentlich ein Drücken unter dem rechten Rippenbogen. Bei einem Teil der Patienten entwickelt sich jedoch eine Schrumpfleber (Leberzirrhose), die zu einem Versagen der Leberfunktionen oder auch zu Leberkrebs führen kann.

Die B-Hepatitis kann nicht ursächlich therapiert werden. Hier kann der Arzt nur eine symptomatische Behandlung verordnen: in Form von Bettruhe, Alkoholverbot oder Absetzung aller leberbelastenden Medikamente.

Hyperlink:
Deutsche Leberhilfe e.V.
www.leberhilfe.org

Wie kommt es zum Lippenherpes?

Lippenherpes ist eine Viruserkrankung, die durch das Herpes-simplex-Virus hervorgerufen wird; im Volksmund spricht man auch von Fieberbläschen. Dabei entstehen kleine Bläschen vor allem an den Lippen (Herpes labialis) und rund um den Mund; seltener treten sie auch auf der übrigen Gesichtshaut auf, z. B. an den Wangen, am Naseneingang oder an den Ohrläppchen. Die befallenen Stellen sind empfindlich, schmerzen und jucken. Die Bläschen verheilen normalerweise selbständig innerhalb von acht bis zehn Tagen ohne Narben.

Herpes wird durch direkten Kontakt, beispielsweise beim Küssen oder durch Berühren der infizierten Stelle übertragen. Nach Abheilung der Bläschen verbleibt das Virus im Ruhezustand, kann aber jederzeit wieder aktiv werden, besonders bei geschwächtem Immunsystem. Zur Herpes-Reaktivierung kommt es beispielsweise bei erneuten fieberhaften Infektionskrankheiten, bei starker Sonneneinstrahlung, bei hormonellen Schwankungen bei psychischen Belastungssituationen etc.

Schon bei den ersten Anzeichen der entstehenden Bläschen sollten Patienten so früh wie möglich die vom Arzt verordnete Salbe auftragen, wodurch die Bläschenentstehung gehemmt und die Vermehrung der Viren in den Bläschen verhindert wird.

Zur Herpes-Vorbeugung empfiehlt sich eine gesunde Lebensweise mit abwechslungsreicher Kost, regelmäßigem Sport und ausreichend Schlaf zur Stärkung des Abwehrsystems. Bei starker Sonneneinstrahlung, wie z.B. im Hochgebirge auf Gletschern oder am Meer, sollten auf die Lippen und um den Mund herum Cremes mit hohem Lichtschutzfaktor und Zinksalben auftragen werden.

Was geschieht bei einer Herzkatheteruntersuchung?

Bei einer Herzkatheteruntersuchung werden Herz und Herzkranzgefäße unter Röntgendurchleuchtung untersucht, um Herzerkrankungen nachzuweisen bzw. ihren Schweregrad zu beurteilen. Der Herzkatheter ist ein flexibler und dünner Kunststoffschlauch. An seiner Spitze befindet sich ein winziges Messinstrument, mit dem der Druck in den Herzkammern und herznahen Gefäßabschnitten bestimmt werden kann. Zudem kann der Arzt über den Katheter Röntgenkontrastmittel einspritzen und auf diese Weise die Herz- bzw. Gefäßstrukturen auf dem Röntgenmonitor als Angiographiebild sichtbar machen.

Grundsätzlich unterscheidet man zwei Untersuchungsverfahren: Beim Rechtsherzkatheter punktiert der Arzt eine Vene, in die dann der Katheter geschoben wird. Der Katheter wird dann unter Röntgenkontrolle durch das Gefäßsystem bis in die rechte Herzkammer und in die Lungengefäße vorgeschoben. Dort kann bei Bedarf Röntgenkontrastmittel eingespritzt werden, Blut entnommen oder der Druck in der rechten Herzkammer und in der Lungenschlagader gemessen werden. Beim Linksherzkatheter punktiert der Arzt eine Arterie und schiebt den Katheter in die linke Herzkammer bzw. in die Herzkranzgefäße vor, um diese beispielsweise mit Hilfe von Röntgenkontrastmittel auf dem Monitor sichtbar zu machen.

Bei der Herzkatheteruntersuchung kann der Arzt auch therapeutische Maßnahmen durchführen. Dazu gehört die Herzkranzgefäß-Erweiterung (PTCA) durch einen „Ballon“, mit deren Hilfe Einengungen von Herzkranzgefäßen (Koronarstenose) behandelt werden.

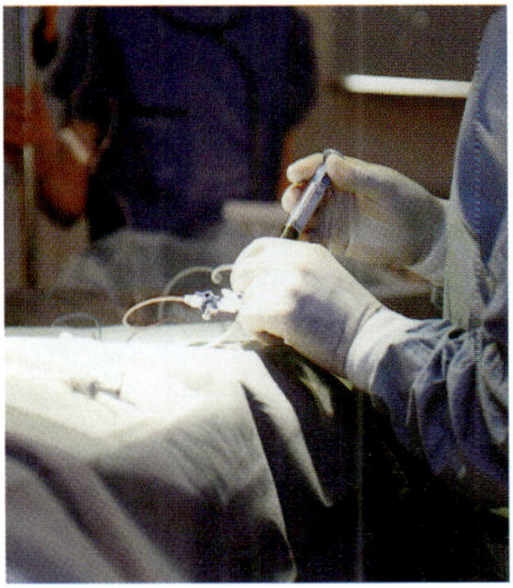

Vor einer Herzkatheteruntersuchung müssen Voruntersuchungen durchgeführt werden, wie EKG und Belastungs-EKG, Blutuntersuchungen, Röntgenbild der Lunge und des Herzens. Außerdem muss stets eine Schilddrüsenüberfunktion ausgeschlossen werden, da diese durch die Gabe von jodhaltigen Kontrastmitteln verschlimmert werden könnte. Auch die Frage, ob eine Kontrastmittelallergie oder Allergie auf Betäubungsmittel besteht, muss geklärt werden.

Allgemein kommen in weniger als einem Prozent aller Herzkatheteruntersuchungen Komplikationen vor. Dazu gehören Herzrhythmusstörungen, Herzinfarkt, Embolien und Thrombosen sowie Infektionen.

Hyperlink:
Deutsche Herzstiftung e.V.
www.herzstiftung.de

Was tun gegen Heuschnupfen?

Fast zwölf Millionen Deutsche leiden in den Frühjahrsmonaten an einer Pollenallergie. Betroffene klagen über ständiges Niesen, Juckreiz, Kopfschmerzen und tränende Augen. Auch wenn die Heuschnupfennase wie bei einem Schnupfen läuft, hat diese Erkrankung andere Ursachen als ein viraler oder bakterieller Infekt. Heuschnupfenpatienten reagieren in den meisten Fällen allergisch auf Blütenpollen von Bäumen, Gräsern, Sträuchern oder Kräutern. Ihr Immunsystem sieht in den Pollen feindliche Eindringlinge und aktiviert das körpereigene Abwehrsystem. Dieses sendet Botenstoffe, die unter anderem für die typischen Symptome wie den Juckreiz verantwortlich sind.

Nur etwa 50 Prozent der Betroffenen wissen, dass sie Heuschnupfen haben. Von diesen sucht nur etwa die Hälfte den Arzt auf. Dabei kann die richtige Behandlung das Leiden nicht nur stark vermindern. Die regelmäßige Konsultation des Arztes ist wichtig, weil sich eine unbehandelte Pollenallergie bis zum chronischen Bronchialasthma verschlimmern kann.

Mithilfe eines Allergietest stellt der Mediziner fest, welche Pollen für die Allergiebereitschaft verantwortlich sind. Weitere Untersuchungen geben Aufschluss über das Ausmaß der Allergie und inwieweit die Lunge in Mitleidenschaft gezogen ist. Für die Behandlung stehen verschiedene Medikamente zur Verfügung. Der Arzt kann aber auch Ratschläge geben, wie man den allergieauslösenden Stoffen aus dem Weg geht. So sollte die Wohnung am besten nach einem Regenschauer oder vor dem Schlafengehen gelüftet werden. Dann schweben weniger Pollen durch die Luft. Auch Ferien im Hochgebirge oder am Meer wirken sich günstig aus.

Hyperlink: Arbeitsgemeinschaft allergiekrankes Kind www.aak.de

Was spürt oder sieht man bei Hodenkrebs?

Wenn man alle Krebsarten zusammen betrachtet, ist Hodenkrebs nicht sehr häufig, aber immerhin erkranken daran pro Jahr in Deutschland mehr als 3.000 Männer. Hodenkrebs ist die häufigste Tumorart bei Männern zwischen 20 und 40 Jahren. Die Zahl der Erkrankten hat sich in den letzten 50 Jahren vervierfacht. Etwa 200 Männer sterben bei uns jährlich an dieser Erkrankung, darunter viele, bei denen der Krebs nicht früh genug erkannt und behandelt wurde.

Die Risikofaktoren für Hodenkrebs sind noch nicht ganz erforscht. Neben einer gewissen Veranlagung gilt ein so genannter Hodenhochstand als der wichtigste Risikofaktor. Von Hodenhochstand spricht man, wenn bei einem Neugeborenen einer oder beide Hoden nicht im Hodensack zu tasten sind, sondern sich noch im Leistenkanal oder sogar in der Bauchhöhle befinden. Das ist bei etwa 3 Prozent aller männlichen Neugeborenen der Fall. Bei diesen Kindern versucht man, die Hoden mittels Operation oder Hormonbehandlung in den Hodensack zu verlagern.

Beim Hodenkrebs sieht man von außen kaum etwas, aber oft kann man eine Veränderung ertasten. Es handelt sich meist um eine kleine bis erbsengroße Schwellung, die aber meistens nicht schmerzhaft ist. Sie ist relativ leicht zu entdecken, wenn man die Hoden regelmäßig abtastet, z. B. unter der Dusche. Auch wenn man keinerlei Schmerzen empfindet, sollte man unbedingt den Arzt aufsuchen, wenn man eine Veränderung ertastet hat. Meistens stellt sich heraus, dass die Schwellung eine harmlose mit Flüssigkeit gefüllte Zyste ist.

Wenn es doch Krebs sein sollte, muss schnellstens operiert und meistens auch noch bestrahlt werden. In etwa 90 Prozent der Fälle ist der Patient dann geheilt, wenn sich noch keine Metastasen gebildet hatten. Leider gehen viele Männer mit Hodenkrebs zu spät zum Arzt. Ein regelmäßiges Abtasten könnte verhindern, dass der Hodenkrebs zu spät entdeckt wird.

Hyperlink: Deutsche Krebshilfe www.krebshilfe.de

Wie kommt es zum Halswirbelsäulen-Syndrom?

Die Halswirbelsäule ist durch ihre Bauweise und ihre Funktion besonders anfällig. Die 5 Halswirbel und die dazu gehörende Muskulatur tragen, halten und bewegen den relativ großen und schweren Kopf. Während der Kopf mithilfe der Halswirbelsäule um fast 180 Grad von links nach rechts bewegt werden kann, ist der obere Abschnitt der Brustwirbelsäule relativ starr. Dadurch entstehen besonders im Übergangsbereich zwischen Hals- und Brustwirbelsäule – insbesondere an den Bandscheiben, die als Puffer zwischen den Wirbeln sitzen – hohe Belastungen. Falsche Arbeitshaltung und einseitige Bewegungsabläufe wie an Computerarbeitsplätzen belasten die Muskulatur zusätzlich und führen zu einem beschleunigten Verschleiß der empfindlichen Bandscheiben. Insgesamt ist die Halswirbelsäulen-Muskulatur, die eigentlich als Stütze dient, für die heutigen Belastungen zu gering ausgebildet und trainiert.

Die Bandscheiben liegen wie Stoßdämpfer zwischen den knöchernen Wirbelkörpern und verhindern, dass diese direkt aufeinander reiben. Durch Abnutzungserscheinungen werden die Bandscheiben abgeflacht und können sich sogar verschieben. Dadurch werden die zwischen den Wirbeln verlaufenden Nerven und Gefäße gequetscht. Schmerzhafte Reizungen, die bis in die Schultern und Arme oder den Kopf ausstrahlen können, sind die Folge. Zur Vermeidung von Schmerzen bei bestimmten Bewegungen wird dann eine Schonhaltung eingenommen, die letztendlich zu dauerhaften Muskelverspannungen und damit zu weiteren Schmerzen führt.

Der Arzt kann in der akuten Schmerzphase muskelentspannende Medikamente zur Linderung verordnen. Sinnvoll sind auch physiotherapeutische Maßnahmen wie Massagen, Fango-Packungen, Reizstrom, Wärmebehandlung und Krankengymnastik.

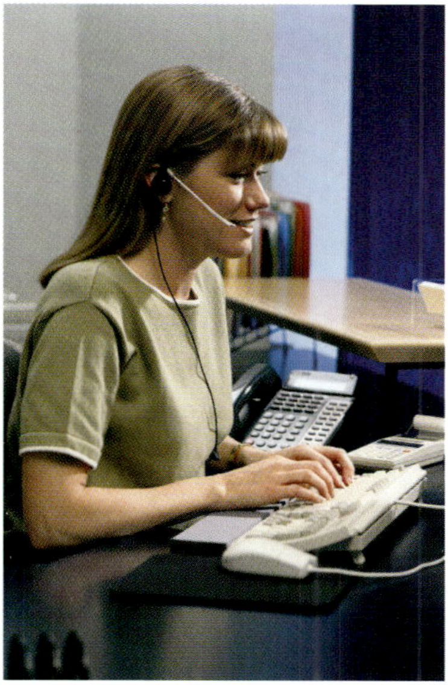

So kann man dem Halswirbelsäulen-Syndrom vorbeugen: Verkrampfte Fehlhaltungen sollten korrigiert werden, entspannte Haltungen mit Abstützen der Halswirbelsäule sind zu bevorzugen. Bei langen Autofahrten, langem Sitzen oder Stehen sollten oft genug Pausen gemacht werden, in denen die Wirbelsäule gedehnt und gestreckt wird. Ruckartige und übermäßige Vor-, Rück- und Seitwärtsbeugungen sowie kombinierte Drehbewegungen des Halses sollten vermieden werden (Schleudertrauma bei Autounfall!). In der Nacht wird die Halswirbelsäule am besten durch ein nackengerechtes Kissen entspannt, das im Fachhandel erhältlich ist. Es stützt die Kopf- und Nackenregion und lässt den Hals nicht abknicken. Die beste Schlafposition ist auf dem Rücken oder auf der Seite, jedoch nicht auf dem Bauch. Ein regelmäßiges Trainingsprogramm verhindert erneute Verspannungen und beugt so weiteren Schmerzattacken und fortschreitendem Verschleiß vor.

Wieviel Hygiene muss im Krankenhaus sein?

Als Begründer der Hygienelehre wird der Arzt Max von Pettenkofer angesehen. Er erhielt 1879 den weltweit ersten Universitätslehrstuhl für Hygiene an der Universität München. Von ihm stammt der Ausspruch: „Die Kunst zu heilen kann viele Leiden lindern, doch schöner ist die Kunst, die es versteht, die Krankheit am Entstehen schon zu hindern."

Für die Krankenhaushygiene hat die Erkennung, Verhütung und Bekämpfung von Infektionen entscheidende Bedeutung, um die Verschlimmerung von Leiden zu vermeiden. Trotz aller Maßnahmen kommt es in Krankenhäusern immer wieder zu Infektionen durch spezielle Keime, die abwehrgeschwächte Patienten bedrohen können. Diese sind ein jahrhundertealtes Problem. Ständige intensive Desinfektionsmaßnahmen, wie beispielsweise von Räumen, Geräten und medizinischen Apparaten sowie Hygienemaßnahmen an Personal und Patienten, wie beispielsweise die Hände- und Wunddesinfektion, können bei manchen Bakterienarten die Resistenzentwicklung fördern. Die Bakterien reagieren schlimmstenfalls auf herkömmliche Antibiotika gar nicht mehr: ein Problem jeder weiteren Infektion.

Eine Händedesinfektion ist generell notwendig vor und nach infektionsgefährdenden Tätigkeiten, beispielsweise bei der Versorgung von Wunden, beim Wechseln von Verbandsmaterial und Kathetern. Eine so genannte „chirurgische Händedesinfektion" führt zur höchstmöglichen Keimreduktion in den oberen Hautschichten von Hand und Unterarmen, eine Bedingung für jeden operativen Eingriff. Insgesamt hat sich aber gezeigt, dass ein gewisser Teil des Hautschutzes bei intakter Haut eine Keimbesiedelung durch Bakterien abwehren kann, sowohl beim Arzt wie auch beim Patienten.

Wie funktioniert eine Hyposensibilisierung?

Viele Bundesbürger leiden alljährlich unter Heuschnupfen und allergischen Reaktionen, die durch verschiedene Blütenpollen ausgelöst werden. Gerade in den pollenfreien Monaten besteht die Möglichkeit vorzubeugen und etwas gegen die Erkrankung zu tun: Bei der so genannten Hyposensibilisierung „verlernt" der Körper die allergische Reaktion gegen die Pollen.

Zunächst wird geklärt, auf welche Allergene (Gräser-, Sträucher-, Baum-, Getreidepollen, Katzen- und Pferdehaare, Milben etc.) der Betroffene reagiert. Dann kann mit der eigentlichen Hyposensibilisierung begonnen werden: Dabei werden dem Patienten regelmäßig die allergieauslösenden Stoffe in stark verdünnter Konzentration unter die Haut gespritzt. Ziel ist es, dass sich das Immunsystem allmählich an die krankmachende Substanz gewöhnt und der Körper die Reaktion gegen die Allergene deutlich vermindert. Anfangs wird wöchentlich und später in größeren Abständen mit steigender Dosierung gespritzt. Die ganze Behandlung ist dann nach ca. vier Monaten

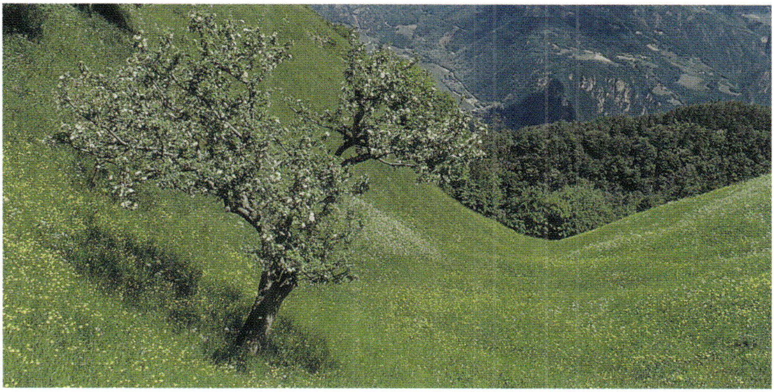

abgeschlossen. Die Nebenwirkungen an der Injektionsstelle sind gering, allerdings muss man die körperlichen Reaktionen aus Vorsichtsgründen in der Praxis etwa eine Stunde überwachen, um allergische Schockreaktionen des Körpers rechtzeitig zu erkennen; diese sind glücklicherweise jedoch extrem selten.

Die Hyposensibilisierung kann nur in der pollenfreien Zeit begonnen werden, üblicherweise ab Ende September. Bei fieberhaften Infekten während des Winters wird die Behandlung kurzfristig unterbrochen. Im Normalfall wird die Behandlung drei Jahre lang fortgesetzt. Die Wirkung einer Hyposensibilisierung kann – wenn sie erfolgreich war – einige Jahre anhalten. Wenn ein Mensch auf viele unterschiedliche Stoffe allergisch reagiert, ist der Effekt meist etwas schwächer und von kürzerer Dauer.

Durchgeführt wird die Hyposensibilisierung von Allergologen, das sind meist Haut-, Hals-Nasen-, Ohren-, Lungen- oder Hausärzte mit entsprechender Zusatzausbildung. Die Behandlungskosten werden im Allgemeinen von den Krankenkassen übernommen.

Hyperlink: Arbeitsgemeinschaft allergiekrankes Kind
www.aak.de

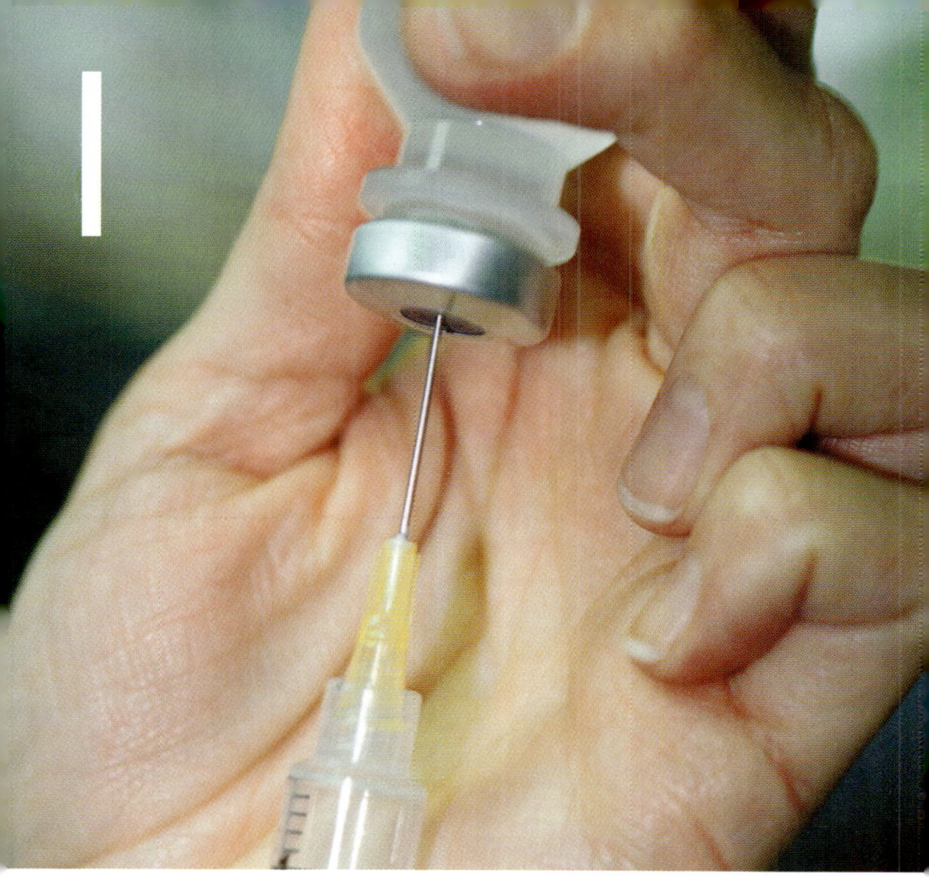

Aktiv oder passiv impfen?

Was sind die Unterschiede beim Impfen?

Grundsätzlich unterscheidet man die aktive und die passiven Immunisierung. Ziel der Impfung ist die Aktivierung des Immunsystems, damit es bei Kontakt mit „echten" Erregern schnell reagieren kann. Verschiedene Seren stehen zur Verfügung.

Lebendimpfstoffe enthalten Viren oder Bakterien, die sich im Körper weiter vermehren. Sie wurden aber zuvor im Labor so verändert, dass sie einen gesunden Menschen nicht mehr krank machen können. Trotzdem wird sein Immunsystem angeregt, Abwehrstoffe für eine „echte" Infektion zu bilden. Die Präparate für die kombinierte Masern-Mumps-Röteln-Impfung gehören beispielsweise in diese Gruppe.

Inaktivierte Impfstoffe enthalten die Erreger oder auch nur einige Bestandteile davon in einer Form, die sich nicht mehr weiter vermehren kann. Ein Beispiel hierfür ist die Grippeschutzimpfung, die besonders Personen über 60 Jahren und chronisch Kranken zu empfehlen ist.

Bei einer passiven Immunisierung wird nicht das Immunsystem angeregt, Abwehrstoffe zu bilden, sondern diese Abwehrstoffe werden von außen direkt zugeführt. Das ist beispielsweise notwendig, wenn eine nichtgeschützte Schwangere in Kontakt mit Röteln gekommen ist. Nachteil der passiven Impfung: Sie wirkt nur wenige Wochen, danach hat der Körper die von außen zugeführten Abwehrstoffe abgebaut.

Viele Impfungen (beispielsweise gegen Tetanus, Diphterie oder Polio) müssen regelmäßig aufgefrischt werden. Dazu sollte der Arzt unter Vorlage des Impfausweises befragt werden.

Hyperlink: Robert-Koch-Institut
www.rki.de

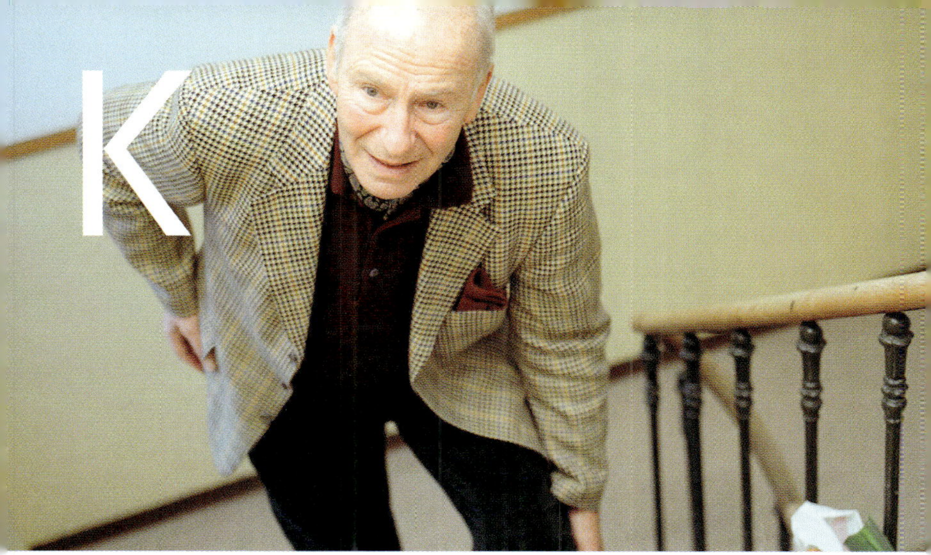

Dilatative Kardiomyopathie: Luftnot beim Treppensteigen.

Was ist die dilatative Kardiomyopathie?

Nach einer Erkrankung des Herzmuskels, die eine Schädigung hinterlassen hat, kann eine eingeschränkte Pumpfunktion mit einer Vergrößerung beider Herzhöhlen als Folgekrankheit auftreten. Der Herzmuskel vergrößert sich und wird schlaff. Damit ist die Leistungsfähigkeit vermindert und es kommt zu einer Herzinsuffizienz. Diese „dilatative Kardiomyopathie“ ist oft Folge eines Virusinfektes, findet sich aber auch bei so genannten Autoimmunerkrankungen. Auch jahrelanger Alkoholmissbrauch kann dazu führen.

Eine allgemeine körperliche Leistungsschwäche ist typisch für diesen Zustand. Sie macht sich bemerkbar in Form von Luftnot bei Belastung, z.B. beim Treppensteigen, beim Tragen schwerer Gegenstände, bei fortgeschrittener Erkrankung sogar in Ruhe. Durch die Herzinsuffizienz kommt es auch zu einer Einlagerung von Wasser in den Beinen, in der Lunge oder auch im Herzbeutel.

Der Patient sucht den Arzt in der Regel wegen des allgemeinen

Schwächegefühls auf. Mit einer körperlichen Untersuchung, Labortests, der Aufzeichnung eines Ruhe- und Belastungs-EKGs sowie eines Langzeit-EKGs wird die Diagnose gestellt. Eine Herz-Ultraschall-Untersuchung kann das Ausmaß der Herzvergrößerung darstellen.

Es gibt mehrere Medikamente, die den Verlauf der Herzinsuffizienz günstig beeinflussen: Die wichtigsten Arzneien dienen der Unterstützung der Herzleistung sowie dem Ausschwemmen von Flüssigkeit aus dem Körper. Grundbedingung ist gleichzeitig eine Normalisierung des Körpergewichts sowie das Vermeiden von körperlicher Überbelastung. Ein leichtes Training durch Walking hilft dem Herzmuskel aber, sich zu erholen. Schadstoffe (z.B. Alkohol) die das Krankheitsbild ausgelöst haben, müssen selbstverständlich abgesetzt bleiben. Wenn trotz aller unterstützenden Maßnahmen die Herzleistung weiter nachlässt, kann auch eine Herztransplantation nötig werden.

Hyperlink:
Deutsche Herzstiftung e.V.
www.herzstiftung.de

Wie heilt ein Knochenbruch?

Das Problem des Knochenbruchs besteht heutzutage weniger in der eigentlichen Behandlung durch den Chirurgen, als in der Zeit, die eine Frakturheilung erfordert. Dieser Heilungsprozess verläuft je nach der Bruchstelle und dem Alter des Patienten sehr unterschiedlich: Bei Kindern kann ein Bruch innerhalb von drei bis vier Wochen heilen, während dieser Vorgang bei Erwachsenen auch drei bis vier Monate dauern kann.

Damit nach einer Fraktur die Knochenheilung perfekt verläuft, ist nicht nur ein gut funktionierender Stoffwechsel notwendig, sondern auch optimale äußere Umstände. Das sind, nach einer fachgerechten Versorgung durch Operation oder Ruhigstellung, auch gute Durchblutung und gezielte Belastung zum Muskelerhalt und -wiederaufbau. Der schwere Gipsverband wird heute zunehmend, wo möglich, durch leichte, atmungsaktive und stabile Kunststoffverbände ersetzt.

Auch die richtige Ernährung ist wichtig: Insbesondere Kalzium und Vitamin D fördern die Knochenbruchheilung; diese sind enthalten in Milchprodukten, Seefisch, Gemüse und Obst. Bei verlangsamter oder gestörter Frakturheilung kann die Einnahme von Medikamenten notwendig sein.

Eine Nachbehandlung ist oft noch wünschenswert durch gezielte Massage und krankengymnastische Behandlung.

Wozu dienen Kontrastmittel?

Moderne Röntgengeräte nehmen gestochen scharfe Bilder auf, bei geringer Strahlenbelastung des Körpers. Trotzdem lassen sich manche Organe und Gewebe des Körpers im Röntgenbild nur schwer voneinander unterscheiden, weil sie die gleiche (oder ähnliche) Dichte haben. Für den Arzt ist die Unterscheidung zwischen anatomischen Strukturen oder zwischen gesundem und krankem Gewebe häufig erst durch den Einsatz von Kontrastmitteln möglich. Dabei handelt es sich um Arzneimittel zur Verbesserung der Darstellung von Strukturen und Funktionen des Körpers bei bildgebenden Verfahren.

Kontrastmittel können das Bild verändern, das bei der jeweiligen Röntgenuntersuchung aufgenommen wird. Ein Beispiel: Normalerweise sieht man auf einem Röntgenbild keine Blutgefäße. Wenn man Kontrastmittel in die Adern spritzt (Angiographie), werden die Blutgefäße durch den Röntgenschatten des

Kontrastmittels sichtbar. Ein weiteres Beispiel: Bei einer Röntgendurchleuchtung schluckt der Patient Kontrastmittel, um Störungen der Beweglichkeit der Speiseröhre sichtbar zu machen. Kontrastmittel sind aus der modernen Radiologie nicht mehr wegzudenken. Ohne sie würden beispielsweise Gefäßverschlüsse unsichtbar bleiben (etwa bei Schlaganfällen), oder Tumore blieben vielfach verborgen.

Die modernen Kontrastmittel sind in der Regel sehr gut verträglich und verursachen nur selten Nebenwirkungen. Wie alle wirksamen Medikamente können aber auch Kontrastmittel unerwünschte Wirkungen haben. Vor einer Kontrastmitteluntersuchung erfolgt immer ein Gespräch mit dem Radiologen, um den Patienten über die Risiken der Kontrastmittelgabe zu informieren und eventuell bestehende Risikofaktoren zu erfassen. Hierzu gehören unter anderem eine schlechte Nierenfunktion, eine Schilddrüsenüberfunktion, eine ausgeprägte Allergieneigung oder die Zuckerkrankheit. Wenn sich schon bei dem Gespräch eventuelle Kontrastmittelunverträglichkeiten andeuten, kann entweder auf ein passenderes Kontrastmittel oder auf eine andere Untersuchungsmethode ausgewichen werden.

Hyperlink: Radiologienetz
www.radiologie.de

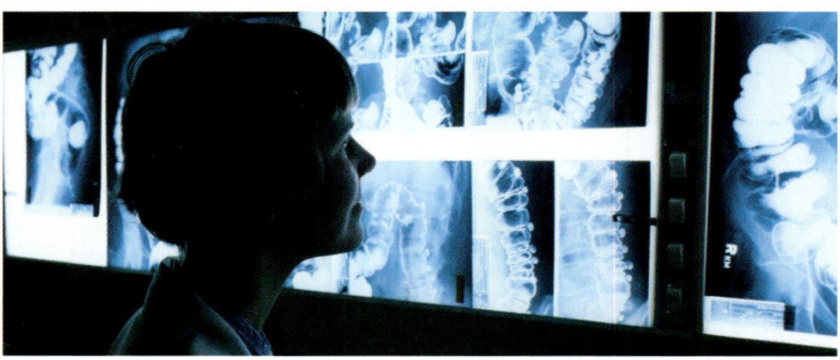

Wie kommt es zu Krampfadern?

Das Blut wird im Kreislauf in den Venen zurück zum Herzen transportiert. Venenklappen verhindern dabei, dass das Blut der Schwerkraft folgend wieder nach unten fließt. Wenn die Venen sich erweitern, sind die Venenklappen nicht mehr voll funktionsfähig. Das Blut fließt dann abwärts zurück und staut sich in den ausgedehnten Venenabschnitten, die damit zu so genannten „Krampfadern" werden. Der Begriff „Krampfader" leitet sich ab aus dem alten Begriff „Krummader", also krumme Ader. Diese „krummen Adern" sind bläulich unregelmäßig geschlängelt vor allem an den Beinen zu sehen.

Die Venenerweiterung und damit auch die Krampfaderbildung wird durch langes Stehen oder Sitzen, mangelnde Bewegung, aber auch durch Übergewicht oder Schwangerschaften begünstigt. Auch das Übereinanderschlagen der Beine kann das Entstehen von Krampfadern fördern.

Krampfadern gehören zu den häufigsten chronischen Krankheiten, fast jeder Zweite ist in Deutschland davon betroffen. Krampfadern sind nicht nur ein kosmetisches Problem. Die Beine sind oft geschwollen und schwer („müde"); unangenehm sind Spannungsgefühl und Schmerzen. Die Erkrankung kann zu schweren Venenentzündungen und Durchblutungsstörungen führen. Bei großen Krampfadern kann daher eine Operation empfehlenswert sein. Dabei werden die betroffenen Venen entfernt oder unterbunden. Dann kann das Blut über tiefer liegende, nicht vergrößerte Venen zum Herzen zurückfließen.

Zur Vorbeugung empfiehlt sich regelmäßiger Sport wie Gehen, Schwimmen oder Radfahren. Wechselduschen und kaltes Wasser verbessern die Blutzirkulation und wirken ebenfalls vorbeugend. Extreme Hitze wie in der Sauna oder bei ausgedehnten

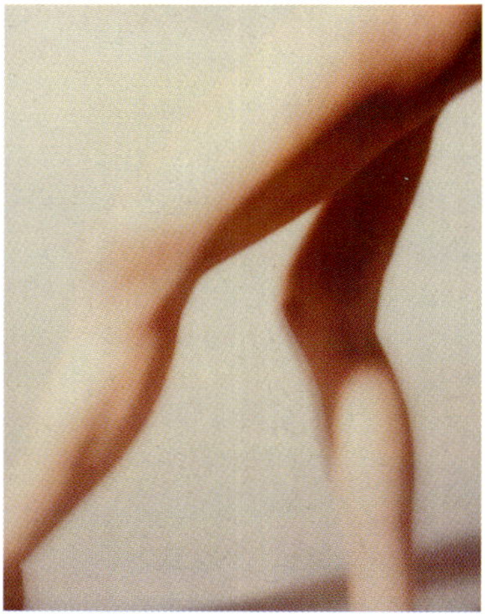

Sonnenbädern sollte hingegen vermieden werden.

Bei Krampfadern empfiehlt sich das Tragen von Kompressionsstrümpfen zur Unterstützung des Blutflusses. Die Stärke der Kompressionsklasse sollte vom Arzt bestimmt werden. Regelmäßige Einreibungen mit Franzbranntwein oder Ringelblumensalbe fördern die Durchblutung und lindern Schwellungen und Beschwerden.

L

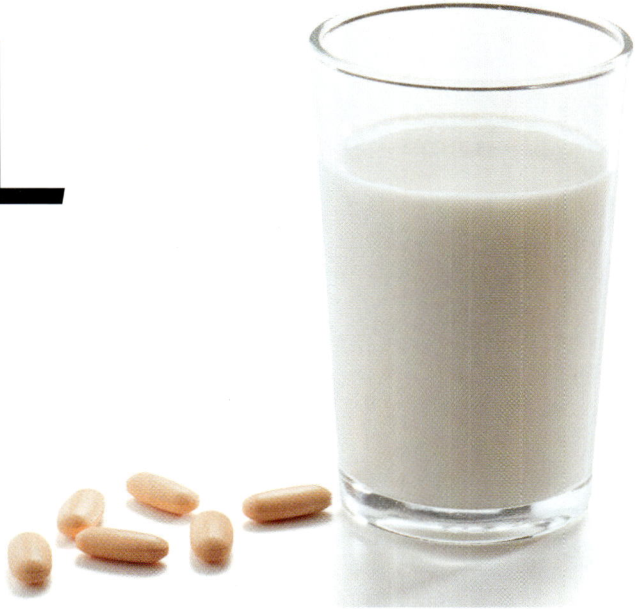

Bei einer Unverträglichkeit von Milchzucker kann die Einnahme von Ferment-Lactase hilfreich sein.

Was tun bei Laktoseintoleranz?

Zirka 15 bis 30 Prozent der Europäer vertragen nur wenig oder gar keine Laktose in der Milch, man spricht von Laktoseintoleranz. Ursache für die Unverträglichkeit ist ein angeborener oder später erworbener Mangel des Enzyms Lactase, das üblicherweise den Milchzucker spaltet.

Fehlt dieses Enzym, kann der Milchzucker nicht von der Darmwand in den Körper aufgenommen werden. Er verbleibt im Darm und zieht Flüssigkeit mit sich, was den Stuhl flüssig macht. Als Folge entwickeln sich Völlegefühl, Blähungen, krampfartige Bauchschmerzen und häufig Durchfälle unmittelbar nach dem Milchkonsum. Es werden aber auch Stechen in bestimmten Darmbereichen, Schwächeanfälle, Kopfschmerzen, ein „fader Geschmack“ und sogar asthmaähnliche Probleme beobachtet. Die Symptome halten so lange an, wie sich

Milchzucker im Darmbereich befindet, klingen aber meist mit dem Verschwinden des Milchzuckers schnell wieder ab. Eine Milchzuckerunverträglichkeit kann nicht ursächlich behandelt werden. Sie kann jedoch in ihren Auswirkungen durch eine Reihe von Maßnahmen bei der Ernährung auf ein Minimum beschränkt werden. So müssen die Betroffenen selber herausfinden, wie viel Milchzucker sie vertragen und dementsprechend ihre Essgewohnheiten anpassen: Bei einer laktosearmen Ernährung muss in erster Linie auf ungesäuerte milchhaltige Lebensmittel weitgehend verzichtet werden. Dabei muss aber darauf geachtet werden, dass es zu keinen Mangelerscheinungen kommt, insbesondere ist für eine ausreichende Kalziumzufuhr zu sorgen. Dies ist beispielsweise möglich durch kalziumreiche pflanzliche Lebensmittel (Grünkohl, Brokkoli, Fenchel). Kalziumreiche Mineralwässer (mindestens 150 mg Kalzium/l) und kalziumangereicherte Fruchtsäfte sind eine weitere Möglichkeit, die Kalziumzufuhr anzuheben. Oft werden auch Hartkäse, wie Emmentaler, Gruyère usw. (je reifer der Käse, um so laktoseärmer) gut vertragen. Gegebenenfalls ist nach Rücksprache mit einem Arzt an eine Zusatzgabe durch Kalziumpräparate, insbesondere bei Osteoporose, zu denken.

Neben einer Diät ist unter Umständen die Einnahme von künstlich hergestellter Fermentlaktase möglich, die die fehlende körpereigene Laktase ersetzen kann. Eine abwechslungsreiche Mischkost wird die Probleme mindern helfen.

Hyperlink: LaktoNet www.laktonet.de

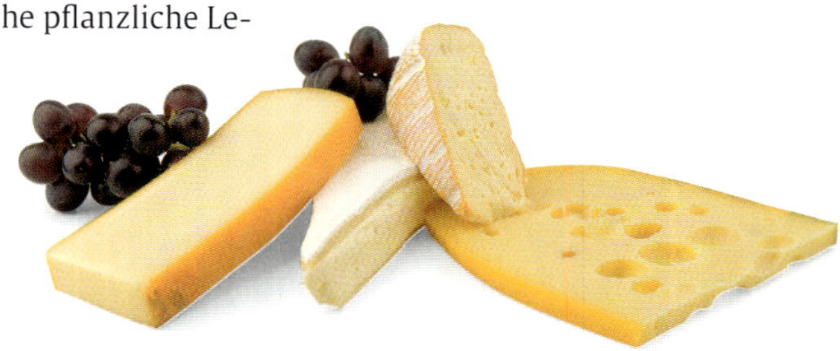

Wie wird ein Leistenbruch behandelt?

Die Ursache für den Leistenbruch liegt fast immer in einer angeborenen Schwäche des Bindegewebes. Die Bauchmuskelgruppen im Leistenbereich werden gewissermaßen durch Bindegewebe zusammengehalten. Bei erhöhtem Innendruck im Bauchraum und einer angeborenen Schwäche des Bindegewebes kann an dieser Stelle Gewebe aus dem Bauchraum bis unter die Haut hervorrutschen, im schlimmsten Fall sogar ein Stück vom Darm. Es bildet sich ein Bruchsack, der von außen als „Beule" sichtbar wird und auch schmerzhaft sein kann. Es handelt sich also im eigentlichen Sinne nicht um einen „Bruch", sondern um das Hervorgleiten von Gewebe.

Auslöser können starkes Pressen beim Stuhlgang oder kräftiger Husten sein, aber auch das Heben von schweren Lasten, vor allem bei schlecht ausgeprägter Bauchmuskulatur, oder auch sportliche Übungen.

In 85 Prozent der Fälle sind Männer und Knaben betroffen, denn bei ihnen führt quer durch das Bauchfell ein Kanal mit dem Samenstrang und Blutadern zur Versorgung der Hoden. Ist das Bindegewebe schwach, kann unter Belastung genau an diesem Kanal ein Stück Darm bis unter die Haut durchbrechen. Die Behandlung des Leistenbruchs besteht in der Operation. Dieser Eingriff wird in Kliniken mit Abteilungen für Bauch- oder Allgemeinchirurgie durchgeführt.

Gefährlich kann ein Leistenbruch werden, wenn er nicht behandelt wird. Dann kann es zu Komplikationen kommen: Die durchgerutschte Darmschlinge kann anschwellen und abgeschnürt werden und sich dadurch entzünden und schließlich sogar absterben. Wenn eine sofortige Operation nicht möglich ist, kann als Übergangslösung bis zur Operation ein Bruchband getragen werden, das verhindert, dass noch mehr Darm austritt.

Als Dauerlösung sind Bruchbänder aber nur solchen Patienten zu empfehlen, deren Gesundheitszustand gar keine Operation zulässt, was heute immer seltener ist. Dank der modernen Narkosetechnik und der verfeinerten Operationstechnik dauert solch eine Operation ca. 30 Minuten. Insgesamt beträgt der Krankenhausaufenthalt üblicherweise eine Woche. Man kann in Vollnarkose oder örtlicher Betäubung operiert werden, auch eine Betäubung ist hier möglich.

Wenn der Leistenbruch eine bestimmte Größe hat, erfolgt die Operation mit einem Bauchschnitt. Der Bruchsack wird abgetrennt und die Darmschlinge, soweit sie nicht geschädigt ist, wieder in die Bauchhöhle platziert. Dann müssen Muskel- und andere Gewebeschichten zusammengenäht und die Lücke verschlossen werden, notfalls unter Zuhilfenahme eines Kunststoffnetzes. Bei kleineren Gewebsbrüchen wenden die Chirurgen zunehmend endoskopische (so genannte mininmal-invasive) Operationsmethoden an, bei denen man die chirurgischen Werkzeuge und eine Kamera in die Bauchhöhle einführt.

Zur Vorbeugung empfiehlt es sich rechtzeitig, regelmäßiges Bauchmuskeltraining durchzuführen, auch nach einer Operation kann damit das Wieder-/Neuauftreten von Leistenbrüchen vermieden werden. sowie Das Gewicht ist möglichst niedrig zu halten, damit der Druck im Innenraum des Bauches nicht so hoch ist.

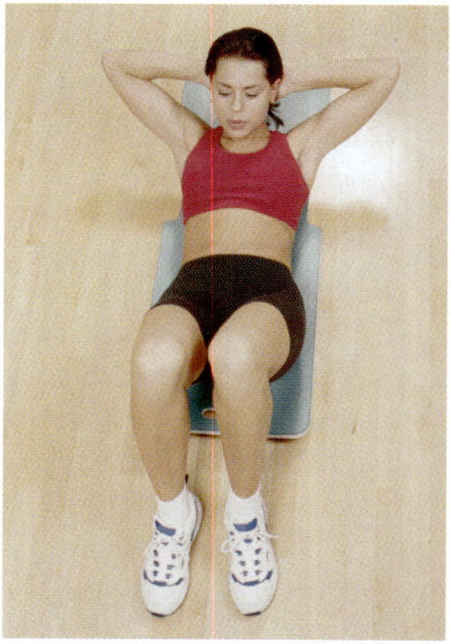

Was ist ein Lungenemphysem?

Das Lungenemphysem ist eine krankhafte Überdehnung bzw. Überblähung der Lunge als Folge von Elastizitätsverlust des Lungengewebes.

Die schädlichen Substanzen im Zigarettenrauch und die erhöhte Infektanfälligkeit bei Rauchern führen zu wiederholten Entzündungen der Bronchialschleimhaut. Ein fortschreitender Verlust der Elastizität der Bronchialmuskulatur und dadurch eine Erweiterung der Lufträume der Lunge kann zu Lungenüberdehnung und -minderdurchblutung sowie zum Schwund von Lungengewebe führen.

In dem erweiterten Bronchialsystem ist der Luftaustausch erschwert. Empyhsematiker leiden unter Leistungsminderung und Atemnot. Im fortgeschrittenen Stadium kann es dann zur Überlastung des Herzens durch Stauung und zum Versagen der Atmung kommen. Die Diagnose wird durch ärztliche Untersuchung, Lungenröntgen, -funktionstest und Blutgasanalyse gestellt.

Die Behandlung des Lungenemphysems ist schwierig, weil die bereits eingetretenen Veränderungen des Lungengewebes unumkehrbar sind. Die Therapie beschränkt sich darauf, die noch vorhandenen Lungenreserven bestmöglich auszunutzen, beispielsweise durch Atemgymnastik, und ein Fortschreiten der Krankheit zu verzögern. Vorrangig ist die Raucherentwöhnung.

Für die medikamentöse Therapie stehen Bronchien erweiternde und herzunterstützende Medikamente sowie Sauerstoffgabe zur Verfügung. In schweren Fällen kann die Lungentransplantation notwendig sein.

Hyperlink: Deutsche Emphysemgruppe e.V.
www.deutsche-emphysemgruppe.de

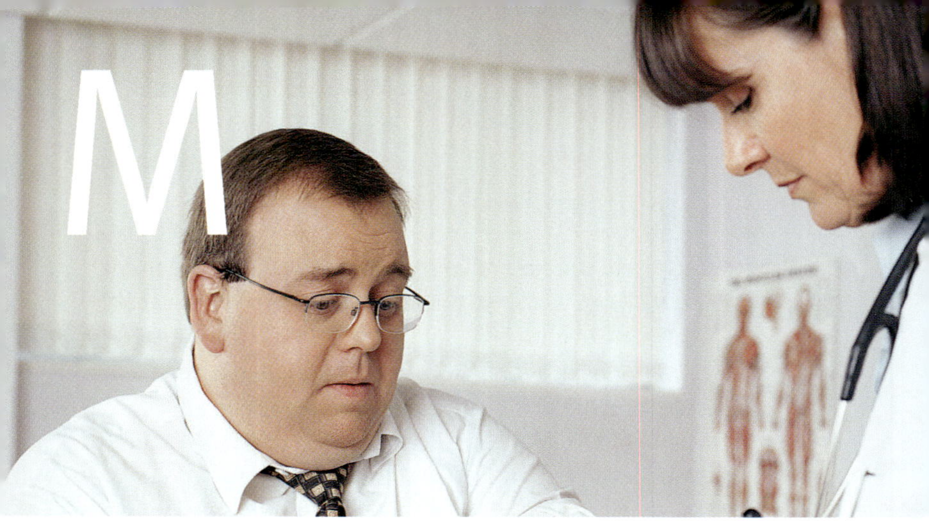

Hilfe für stark Übergewichtige: Magenschrittmacher.

Was ist ein Magenschrittmacher?

Übergewichtige Menschen haben oft große Probleme, abzunehmen. Bei 95 Prozent der Patienten scheitern alle herkömmlichen Versuche wie Diäten oder vermehrte Bewegung (Sport), die das Körpergewicht reduzieren sollen. Es gibt aber chirurgische Verfahren, mit denen beispielsweise der Magen verkleinert wird, damit sich die Patienten schon nach kleinen Nahrungsmengen gesättigt fühlen, damit weniger essen und dadurch abnehmen. Diese Verfahren sind jedoch recht aufwendig und nebenwirkungsreich.

Bei dem neu entwickelten Magenschrittmacher-Verfahren werden jedoch chirurgisch keine direkten Veränderungen am Magen vorgenommen: In einer kleinen Operation, die ohne große Bauchschnitte auskommt, da sie endoskopisch gemacht wird, wird ein Schrittmacher eingesetzt. Das Gerät besteht lediglich aus zwei Teilen: einem kleinen kompakten Steuerungscomputer und einem dünnen Kabel. Das Kabel wird in die Magenwand vorgeschoben, die Steuerungselektronik unter die Haut eingepflanzt.

Der Magen hat ähnlich wie das Herz einen eigenen Bewegungsrhythmus, mit dem die aufgenommene Nahrung oder angesammelter Magensaft in den Zwölffingerdarm transportiert wird. Stark übergewichtige Menschen haben eine erhöhte Magentätigkeit, wodurch der Magen rascher entleert wird und sich kein Sättigungsgefühl einstellt, das sonst durch die Magendehnung durch den Speisebrei ausgelöst wird. Um dieses Sättigungsgefühl zu erreichen, essen sie sehr schnell und sehr viel.

Werden die Elektroden in der Nähe des Magenausgangs angebracht und die Impulsfrequenz so gewählt, dass sie über der Reizschwelle von Muskulatur und Nerven liegt, dann wird die Magenentleerung verzögert, beziehungsweise normalisiert, und es entsteht durch den jetzt früher stattfindenden Dehnungsreiz der Magenwand das Sättigungs- und Völlegefühl. Auf diese Weise verhindert der Magenschrittmacher bei fettleibigen Patienten, dass sie zu viel essen. Die Patienten fühlen sich also früher satt, nehmen daher weniger Kalorien auf und verlieren Gewicht. Da starkes Übergewicht und chronisches Sodbrennen oft gemeinsam auftreten, können auch Refluxpatienten von dieser Therapie profitieren.

Was ist eine Makuladegeneration?

Die Makula ist der zentrale Teil der Netzhaut des Auges. Hier sitzen die meisten Sinneszellen, wodurch scharfes Sehen in der Nähe und im Fernen möglich wird; die übrige Netzhaut nimmt nur Umrisse und Hell-Dunkel-Kontraste wahr.

Mit zunehmendem Alter kann die Versorgung der Makula mit Nährstoffen nachlassen und die Funktion der Sinneszellen verschlechtert sich. Die Betroffenen sehen die Mitte des

Gesichtsfeldes verschwommen, verzerrt oder einen dunklen Fleck. Diese so genannte altersabhängige Makuladegeneration (AMD) führt nicht zur Erblindung. Selbst im späten Stadium, wenn die zentrale Sehschärfe verloren sein sollte, kann man im täglichen Leben mit dem Gesichtsfeld außerhalb des Zentrums einigermaßen zurechtkommen und das Leben alleine bewältigen.

Obwohl in jedem alternden Auge vielfältige degenerative Veränderungen entstehen, entwickeln sich dennoch nur bei einem Teil der Menschen sehschärfmindernde Veränderungen. Individuelle Faktoren und genetische Prädisposition scheinen dabei eine Rolle zu spielen. Die Ursachen für die AMD sind nicht eindeutig geklärt. Offensichtlich spielen dabei Ablagerungen, die sich in einer Gewebeschicht unterhalb der Netzhaut im Laufe des Lebens ansammeln, sowie Stoffwechselstörungen in bestimmten Netzhautschichten eine Rolle.

Man unterscheidet zwei verschiedene Verlaufsformen, die „feuchte" und die „trockene" Makuladegeneration: Bei der selteneren „feuchten" Form wachsen „wildwuchernde" Blutgefäße unter der Makula, aus denen Blut und Gewebsflüssigkeit austreten können. Blutgefäße und austretende Flüssigkeit sammeln sich unter der Makula und behindern die Versorgung der Sinneszellen. Dies kann in relativ kurzer Zeit zu einem Untergang der Photorezeptoren und schließlich zu einer Vernarbung der Netzhautmitte führen. Wird dieser Zustand nicht schnell beseitigt, droht ein dauerhafter Verlust der Sehfähigkeit. Patienten mit einer „feuchten" AMD beschreiben häufig zwei typische Symptome: Gerade Linien fangen an schief zu werden (Hauswände, Fliesenfugen im Badezimmer, Fahnenmasten etc.). Hinzu kommt ein grauer Fleck in der Mitte des Blickfeldes. Er erscheint genau dort, wo man hinschaut, also immer in der Mitte des Blickfeldes. Bei derartigen Symptomen sollte schnellstens der Augenarzt konsultiert werden. In frühen Stadien der „feuchten" Makuladegeneration kann eine Laserbehandlung sinnvoll sein. Mit dem Laserstrahl werden undichte Gefäße verödet, die die Makula schädigen. Dabei hat sich jedoch gezeigt, dass auch bei zunächst erfolgreicher Laserbehandlung im weiteren Verlauf wieder neue abnormale Gefäße wachsen können.

Die „trockene" Form wird am häufigsten beobachtet, bei ihr ist das Sehen meist nur geringfügig eingeschränkt. Im sehr seltenen Spätstadium der trockenen Form gehen Sinneszellen zugrunde, und das Sehen verschlechtert sich erheblich. Für die „trockene" AMD steht bislang keine wirksame Behandlung zur Verfügung. Daher sind regelmäßige Untersuchungen des Augenhintergrundes neben der Messung des Augeninnendrucks und der Prüfung der Sehschärfe beim Augenarzt sehr wichtig.

Warum sind Masernimpfungen notwendig?

Masern sind eine durch das Masernvirus verursachte, weltweit verbreitete, akute Infektionskrankheit. Jährlich erkranken etwa 50.000 bis 60.000, in manchen Jahren sogar bis zu 100.000 Personen in Deutschland an Masern. In den westlichen Industrieländern führen die Masern bei 10 bis 20 Prozent der Erkrankten zu Komplikationen, die mit einer erhöhten Sterblichkeit einhergehen. Nach Schätzungen der WHO sterben jedes Jahr ca. eine Million Menschen an den Folgen einer Masernerkrankung. In den Entwicklungsländern gehören die Masern beispielsweise zu den häufigsten Ursachen für Erblindungen.

Das Masernvirus wird durch Tröpfcheninfektion übertragen, also z.B. durch Husten, Niesen oder Sprechen. Die Eintrittspforten sind die Schleimhäute der Atemwege und die Bindehaut des Auges. Die Ansteckungskraft als Voraussetzung für eine Infektion, ist sehr groß. Von 100 infizierten Personen erkranken 99 (Manifestationsindex 99 Prozent). Säuglinge sind bis zum sechsten Lebensmonat durch Antikörper von der Mutter vor einer Maserninfektion geschützt.

Von der Erkrankung sind bevorzugt Klein- und Schulkinder betroffen. Auf Grund der konsequent durchgeführten Impfungen wird die Erkrankung bei Kindern jedoch seltener. Auf Grund der großen Ansteckungskraft und des hohen Manifestationsindex ist die Erkrankungshäufigkeit in der nicht geimpften Bevölkerung allerdings recht groß.

Die Inkubationszeit beträgt 10 bis 14 Tage, dann folgt das so genannte Prodromalstadium mit allgemeinen Symptomen (ähnlich einer Grippe) mit trockenem Husten, Fieber und Bauchschmerzen bis hin zum Erbrechen. Dieses Stadium dauert zirka vier bis fünf Tage. Typisch für dieses Stadium, das durch charakteristische Hautveränderungen gekennzeichnete Prodormalstadium, sind Veränderungen der Wundschleimhaut: weißliche, kalkspritzerähnliche, festhaftende Flecken, die man als Koplik-Flecken bezeichnet. Diese sind kennzeichnend für die Masernerkrankung. Mit einem zweiten Fieberanstieg beginnt das Exanthemstadium. Beginnend hinter den Ohren tritt jetzt ein dunkelroter, großfleckiger, unregelmäßig begrenzter Hautausschlag auf, der sich über Gesicht und Hals ausbreitet und nach drei Tagen auch den Körperstamm und die Extremitäten, also Arme und Beine, bedeckt. Mit fallendem Fieber schließt sich die Rekonvaleszenz an – die Phase der Erholung dauert ca. zwei Wochen.

Während der Masernerkrankung sind Komplikationen verhältnismäßig häufig. Es wird angenommen, dass sie bei jedem fünften Patienten auftreten. Dabei können durch das Masernvirus selbst, wie auch durch zusätzliche bakterielle Infektionen bedingte Komplikationen unterschieden werden. Eine weitere Gefahr für Komplikationen ergibt sich aus der vorübergehenden Schwächung der Immunabwehr. An den Atemwegen kann es zur Ausbildung einer Lungenentzündung kommen. Eine besonders gefürchtete Komplikation ist die Masernenzephalitis, also eine Gehirnentzündung, die bei 30 Prozent der Erkrankten bleibende Schäden hinterlässt. Die Sterblichkeit bei diesen Komplikationen ist mit etwa 25 Prozent sehr hoch.

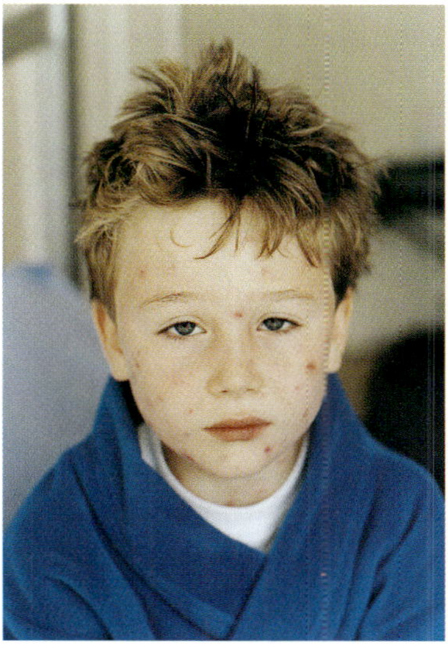

Die Erkrankung kann durch die Masernschutzimpfung verhindert bzw. in ihrem Verlauf abgeschwächt werden, so dass keine Komplikationen auftreten. Die ständige Impfkomission des Robert-Koch-Institutes geht erst bei zweimaliger Impfung vom Bestehen eines vollständigen Impfschutzes aus: Die Erstimpfung sollte im Alter von 11 bis 14 Monaten stattfinden. Die empfohlene Zweitimpfung kann bereits vier Wochen nach der Erstimpfung erfolgen und soll den Kindern, die aus welchen Gründen auch immer bei der Erstimpfung keine Impfimmunität entwickelt haben, in einem zweiten Anlauf letztlich zu Impfschutz verhelfen. Es handelt sich also nicht um eine Auffrischungsimpfung, sondern um eine zweite Chance bei nicht ausreichender Immunantwort. Auch Erwachsene, die nicht oder nur einmal geimpft wurden, sollten den Impfschutz nach Rücksprache mit ihrem Hausarzt aufbauen.

Hyperlink: Robert-Koch-Institut www.rki.de

Was ist das metabolische Syndrom?

Ein Syndrom ist das Zusammentreffen mehrerer Symptome, die gemeinsam eine Erkrankungsform bilden. Beim metabolischen Syndrom fängt alles mit dem „Wohlstandsbauch" an! Das Bauchfett lässt dann häufig mehrere Stoffwechselfunktionen entgleisen. Der Blutdruck und die Blutfette sind erhöht, und der Zuckerstoffwechsel funktioniert nicht mehr einwandfrei.

Das Bauchfett produziert gefährliche Hormone, die über das Blut im ganzen Körper verteilt werden und in der Folge die Arteriosklerose (Blutgefäßverkalkung) sowie einen schweren Diabetes mellitus auslösen können.

Insulin ist das zentrale Stoffwechselhormon, das von besonderen Zellen (Betazellen) in der Bauchspeicheldrüse produziert wird. Es zirkuliert im Blut und transportiert Zucker an die Muskelzellen, die ihn zur Gewinnung von Energie bei Arbeit verbrennen. Auf Grund der hormonellen Störung verliert das Insulin seine verbrennende Wirkung am Muskel, daher wird eine vermehrte Insulinproduktion (Hyperinsulinämie) ausgelöst, die Muskeln verlieren jedoch ihre Empfindlichkeit für Insulin (Insulinresistenz), und die „Betazellen" der Bauchspeicheldrüse gehen durch die Überproduktion zugrunde. Ohne Insulin steigt der Blutzuckerspiegel aber unkontrolliert, der Kranke muss in diesem Stadium daher Insulin von außen zugeführt bekommen.

Erhöhter Zucker im Blut führt zu Folgeschäden am Auge, Herz, Nieren, Nerven und Gehirn. Andererseits kann erhöhter Zucker durch Muskelarbeit abgebaut werden. Das heißt: Genügend Bewegung, ausgewogene Ernährung und damit Gewichtsnormalisierung ohne Bauchfett können das metabolische Syndrom und seine Folgen verhindern. Medikamente, vor allem Insulin, unterstützen diesen Abbau, sollen aber immer von Ernährungskontrolle und ausreichender Bewegung unterstützt werden.

Unbehandelt führt das metabolische Syndrom voll ausgeprägt zu Herzinfarkt und Schlaganfall und damit vorzeitigem Tod.

Was ist eine mitochondriale Myopathie?

Es handelt sich um eine Erbkrankheit, bei der es zu einer bestimmten Form der Muskelschwäche kommt. Die Ursache liegt in einem genetischen Defekt in den Mitochondrien. Dies sind Strukturen der Körperzellen, die für die Energiegewinnung verantwortlich sind; man kann sie auch als „Kraftwerke" der Zellen bezeichnen. Funktionsstörungen der Mitochondrien betreffen insbesondere die Muskelzellen, da diese einen hohen Energiebedarf aufweisen.

Aber auch andere Organsysteme und Gewebe können betroffen sein, so beispielsweise das Nervensystem, das Auge, das Innenohr, der Magen-Darm-Trakt oder der Zuckerstoffwechsel. Funktionsstörungen der Mitochondrien führen daher oft zu so genannten Multisystemerkrankungen, bei denen neben Muskeln auch noch verschiedene andere Organe erkranken. Die vererbte Störung kann sowohl im Kindes- wie auch im Erwachsenenalter auftreten.

Häufig berichten Patienten mit mitochondrialen Myopathien über eine belastungsabhängige Muskelschwäche. Aber auch eine andauernde Muskelschwäche ist möglich, die besonders die Arme und Beine betrifft. Charakteristisch für die mitochondriale Myopathie ist, dass fast immer auch die Augenmuskeln betroffen und die Augenbewegungen eingeschränkt sind. Häufig hängen auch die Lider herunter. Bei manchen Patienten kann eine Herzmuskelschwäche auftreten, aber auch Störungen der Erregungsleitung im Herzen sind möglich, was zu Herzrhythmusstörungen führen kann.

Der Verlauf mitochondrialer Erkrankungen ist sehr unterschiedlich: Manche Patienten haben nur gelegentlich Beschwerden und die Symptome nehmen nur sehr langsam zu. Besonders wenn die Beschwerden bereits im Kindesalter auftreten, kann die Erkrankung aber auch rasch fortschreiten. Eine Heilung mitochondrialer Myopathien ist nicht möglich und auch derzeit noch nicht absehbar.

Was bedeutet Nykturie?

Unter Nykturie versteht man ein vermehrtes nächtliche Wasserlassen. Dies ist auch abhängig von der Trinkmenge vor dem Schlafengehen. Wird jedoch normal viel getrunken und muss man trotzdem mehr als ein- bis zweimal nachts zur Toilette gehen, spricht man von Nykturie.

Die Nykturie kann das Symptom einer zugrundeliegenden Erkrankung sein. Die häufigste Ursache für nächtlichen Harndrang ist die Herzmuskelschwäche. Das Wasser, das am Tag getrunken und über die Nahrung aufgenommen wird, lagert sich vorwiegend in den Beinen ein. Nachts im Liegen wird es wieder ausgeschwemmt. Dies kann man durch abendliches und morgendliches Wiegen selbst beobachten.

Besonders typisch ist die Nykturie bei älteren Männern mit einer gutartigen Vergrößerung der Prostata (Prostatahyperplasie). Durch die Einengung der Harnröhre kommt es zu einer unvollständigen Entleerung der Harnblase und somit zu einem früh einsetzenden erneuten Harndrang, was sich besonders im Liegen bemerkbar macht.

Eine Nykturie und ein Harnträufeln können auch von einer

Blasenschwäche oder einer geschwächten Beckenbodenmuskulatur verursacht sein. Gewichtsverlust und starker Durst deuten auf Diabetes mellitus hin, Brennen beim Wasserlassen ist charakteristisch für eine Blasen- oder Harnröhrenentzündung. Weitere mögliche Ursachen für nächtlichen Harndrang können ebenso entwässernde Medikamente oder Nahrungsmittel (Melone, Kürbis, Brennessel) sein. Auch eine Blasenentzündung durch Bakterien oder im Rahmen eines Virusinfekts können die Ursache sein, dann findet sich aber auch tagsüber verstärkter Harndrang.

Die Nykturie selbst kann nicht behandelt werden, sondern nur die verursachende Erkrankung. Unabhängig von den möglichen Komplikationen der Grunderkrankung, kann es durch gehäuftes nächtliches Wasserlassen zu einem übermäßigen Flüssigkeitsverlust des Körpers kommen. Diese Gefahr besteht vor allen Dingen dann, wenn der Betroffene versucht, durch eine Einschränkung der Trinkmenge den Harndrang zu vermindern. Eine solche Verminderung der Flüssigkeitsaufnahme muss wegen der Kreislauf- und Nierenfunktion unbedingt vermieden werden.

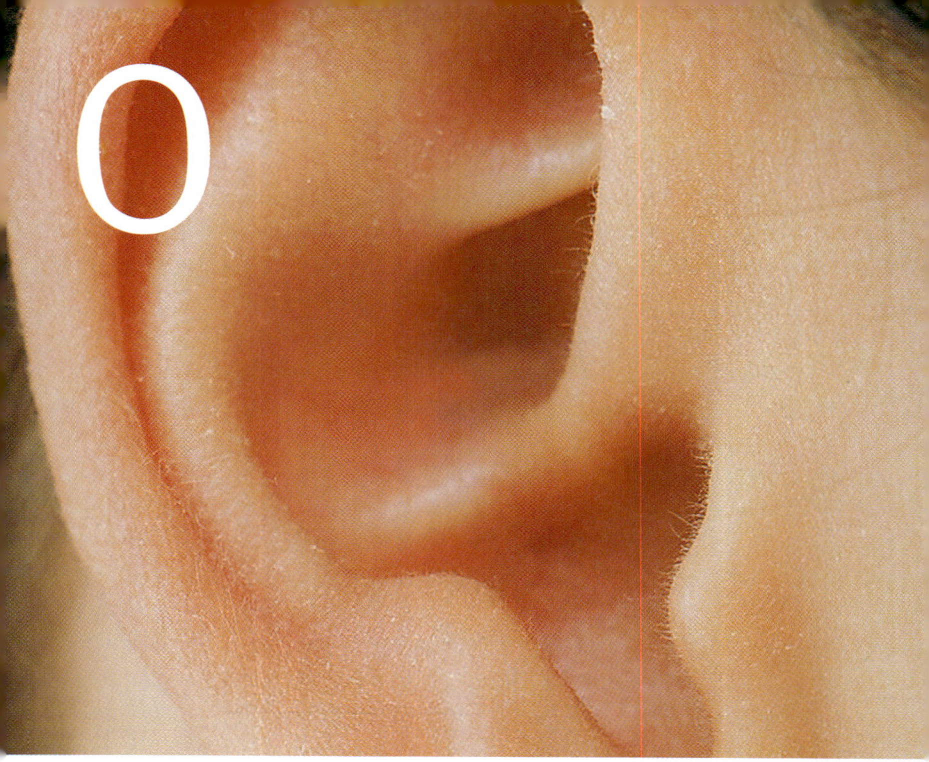

Wattestäbchen haben im Gehörgang nichts zu suchen.

Wie werden Ohren richtig gereinigt?

Wer sauber sein möchte, wäscht sich natürlich auch die Ohren. Ohrenschmalz gilt dabei als unappetitlich und wird entfernt, vor allem von fürsorglichen Eltern mit allen geeigneten oder auch ungeeigneten Mitteln.

Ohrenschmalz ist jedoch kein „Schmutz“ im Gehörgang, welcher regelmäßig entfernt werden müsste. Ohrenschmalz wird durch besondere Gehörgangsdrüsen produziert, um die Gehörgangshaut geschmeidig zu machen und ihren Säureschutzmantel, der das Einnisten von Bakterien verhindert, aufrecht zu erhalten. Bei der Selbstreinigung des Ohres transportieren winzige Flimmerhärchen mit ständigen Bewegungen das

Ohrenschmalz gemeinsam mit abgestoßenen Hautschuppen zur Gehörgangsöffnung. Dort kann es mit einem feuchten Waschlappen entfernt werden.

Durch den Gebrauch von Wattestäbchen im Gehörgang wird das Ohrenschmalz jedoch oftmals in die Tiefe des Gehörganges bis vor das Trommelfell geschoben. Dort kann es eintrocknen und bleibt als harter Ohrenschmalzpfropfen, zum Teil sogar mit Druck auf das Trommelfell, kleben. Außerdem kann der harte Innenteil des Wattestäbchens zu Verletzungen der Gehörgangshaut mit nachfolgenden schmerzhaften Gehörgangsentzündungen und hartnäckigen Ekzemen führen. Daher ist die Reinigung des Ohres mit Wattestäbchen unbedingt zu vermeiden. Besser ist es, beim Haarewaschen oder Duschen auch etwas Wasser in das Ohr laufen zu lassen, sodass das Ohrenschmalz nie verhärtet. Dabei darf jedoch keine Seife in den Gehörgang gelangen.

Manche Menschen neigen zu einer übermäßigen Produktion von Ohrenschmalz mit Bildung großer Ohrenschmalzpfröpfe, die sich oft durch schlechtes Hören bemerkbar machen. In diesen Fällen empfiehlt sich die fachgerechte Ohrenschmalzentfernung durch den Arzt alle zwei bis drei Monate.

Rechtzeitig Organspende bedenken!

Bei chronischen Krankheiten, die zu einem Organversagen beispielsweise des Herzens, der Lunge, der Leber oder der Niere führen, ist die Transplantation eines fremden Organs die einzig mögliche Überlebenschance.

Organspender kann jeder Mensch sein. Seine Gewebsmerkmale müssen nur mit denen des Spendenempfängers vereinbar sein. Nach allgemeinem Kreislauf- und Atemstillstand erfolgt die Todesfeststellung durch den Arzt. Wenn das Gehirn des Menschen nicht wiederherstellbar schwer geschädigt ist, kommt es zu einem unumkehrbaren Ausfall der Hirnfunktionen, das heißt zum Hirntod. Damit sind die für jedes menschliche Leben unabdingbaren Voraussetzungen und alle für das eigenständige körperliche Leben erforderlichen Steuerungsvorgänge des Gehirns endgültig erloschen.

Die Feststellung des Hirntodes ist sowohl an den Nachweis des Ausfalls gebunden als auch an die Feststellung, dass dieser Zustand nicht mehr rückgängig zu machen ist. Von zwei in der Intensivmedizin erfahrenen Ärzten (die dem Transplantationsteam nicht angehören dürfen) wird die endgültige diagnostische Feststellung des Hirntods getroffen. Neben den klinisch entscheidenden Untersuchungen wird dabei auch die Hirnstromkurve im Elektroenzephalogramm herangezogen.

Ist der Hirntod zweifelsfrei festgestellt, wird den Angehörigen diese Tatsache mitgeteilt. Der Patient gilt juristisch nun als Leichnam. Todeszeit ist der auf dem Hirntodprotokoll festgehaltene Zeitpunkt. Den Angehörigen wird ebenfalls mitgeteilt, dass unabhängig von der Entscheidung zur Organspende keine weiteren Therapie- bzw. Behandlungsmaßnahmen erfolgen können oder müssen und die maschinelle Beatmung sowie die medikamentöse Unterstützung von Herz und Kreislauf aus medizinischen Gründen beendet wird. Dies erfolgt bei einer Ablehnung hinsichtlich einer Organspende unmittelbar nach dem Gespräch, bei einer Organspendezustimmung nach erfolgter Organentnahme.

Ein Großteil der Angehörigen kennt den Willen des Verstorbenen nicht, da über die Organspende zu Lebzeiten nie gesprochen wurde. Wenn der Verstorbene zu Lebzeiten mit seinen Angehörigen darüber gesprochen hat, ist es für sie wesentlich leichter, eine Entscheidung im Sinne des Verstorbenen herbeizuführen. Deshalb ist es für jeden Menschen notwendig und begrüßenswert, wenn er sich zu Lebzeiten mit diesem Thema auseinander setzt und im optimalen Fall einen Organspendeausweis besitzt.

Hyperlink:
Arbeitskreis Organspende
www.akos.de

Was ist eine Otosklerose?

Töne und Laute entstehen durch Schallwellen, die über Ohrmuschel und Gehörgang auf das Trommelfell treffen. Das Trommelfell grenzt den Gehörgang vom Mittelohr ab. Der Teil des Mittelohrs, der hinter dem Trommelfell liegt, ist die Paukenhöhle, ein kleiner Hohlraum. Hier befinden sich die drei Gehörknöchelchen Hammer, Amboss und Steigbügel. Sie sind wie eine Kette hintereinander geschaltet und leiten den Schall über den Hörnerv (Nervus acusticus) ins Gehirn.

Bei der Otosklerose verknöchert die elastische Aufhängung des Steigbügels. Dadurch nimmt die Beweglichkeit dieses Gehörknöchelchens kontinuierlich ab, der Schall wird schlechter weitergeleitet, und es kommt zu einer Schwerhörigkeit. Die genaue Ursache der Verknöcherung ist noch unklar. Etwa einer von hundert Menschen leidet an einer Otosklerose. Das Leiden kann auch familiär vererbt werden und tritt dann schon bei der Geburt auf.

Die Hörminderung macht sich meist zwischen dem 20. und 40. Lebensjahr bemerkbar und betrifft zunächst nur ein Ohr. Oft nimmt die Schwerhörigkeit über Jahre hinweg zu und betrifft später in vielen Fällen beide Ohren. Bei 80 Prozent der Patienten kommen auch Ohrgeräusche

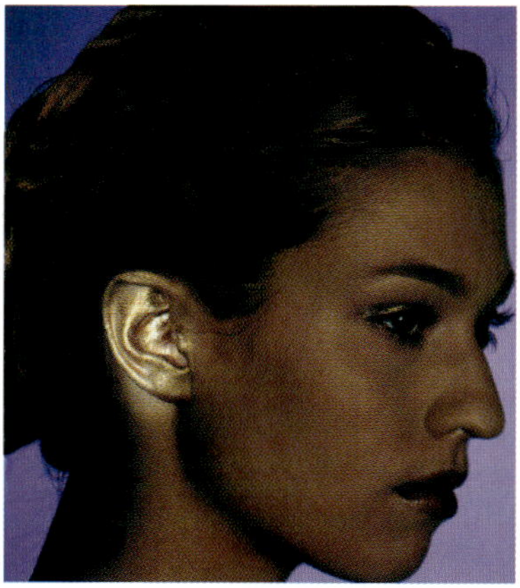

(Tinnitus) und/oder Schwindel hinzu.

Die Otosklerose-Schwerhörigkeit lässt sich nur mit einer Operation behandeln, bei der die knöchernen Verwachsungen am Steigbügel entfernt und durch eine Prothese überbrückt werden. So kann der Schall wieder ungehindert an das Innenohr weitergeleitet werden, und in der Hälfte der Fälle verschwinden nach einer Operation sogar die Tinnitusgeräusche.

Operationen am Steigbügel können in örtlicher Betäubung erfolgen. Dieses Vorgehen hat gegenüber der Operation in Vollnarkose den Vorteil, dass der Arzt noch während der Operation die Hörverbesserung überprüfen kann.

Hyperlink: Deutscher Schwerhörigenbund e.V.
www.schwerhoerigkeit.de

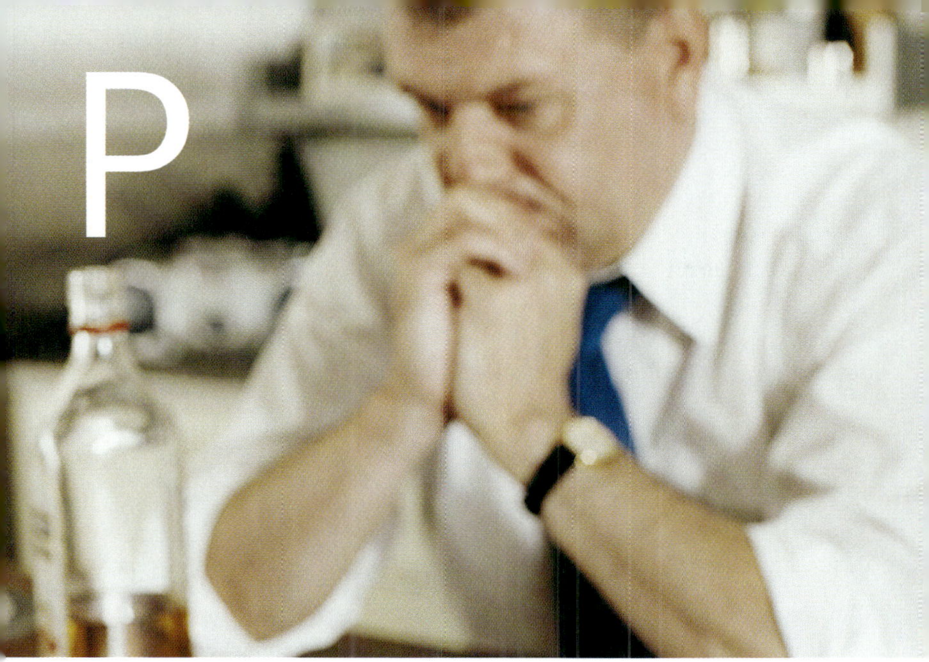

Häufigste Ursache für eine chronische Pankreatitis ist übermäßiger Alkoholkonsum.

Welche sind die häufigsten Pankreaserkrankungen?

Die Bauchspeicheldrüse (Pankreas) ist ein ca. 20 cm langes und etwa 100 g schweres Organ, das im oberen Bauchraum quer hinter dem Magen liegt. Das Organ wird unterteilt in Kopf, Körper und Schwanz und hat zwei wichtige Aufgaben: In einem Teil finden sich die so genannten Langerhans-Inseln; sie bilden Insulin und Glukagon, die für die Regulation des Blutzuckerspiegels zuständig sind. Gleichzeitig produziert die Bauchspeicheldrüse jeden Tag etwa einen Liter „Bauchspeichel", das sind Verdauungssäfte, die zahlreiche lebenswichtige Enzyme enthalten.

Bei akuten oder chronischen Entzündungen der Bauchspeicheldrüse (Pankreatitis) oder bei Krebserkrankungen ist die Bauchspeicheldrüse nicht in der Lage, ihren Aufgaben nachzukommen, so dass es zu einer Pankreasinsuffizienz und damit zu Störungen des Blutzuckerspiegels wie auch zu Verdauungsstörungen kommt. Bei Abnahme der Insulinproduktion entsteht ein Diabetes mellitus.

Häufigste Ursache für eine chronische Pankreatitis ist der übermäßige Alkoholgenuss. Akute Erkrankungen entstehen häufig durch Gallensteine, die zu einem Sekretrückstau in der Bauchspeicheldrüse führen. Auch Virusinfekte wie beispielsweise Mumps können zu einer Entzündung des Organs führen. Heftige gürtelförmige Oberbauchschmerzen sind typische Symptome der akuten Entzündung, bei der chronischen Form findet sich eher ein Dauerdruckschmerz sowie Verdauungsprobleme mit Übelkeit, Völlegefühl und Appetitlosigkeit.

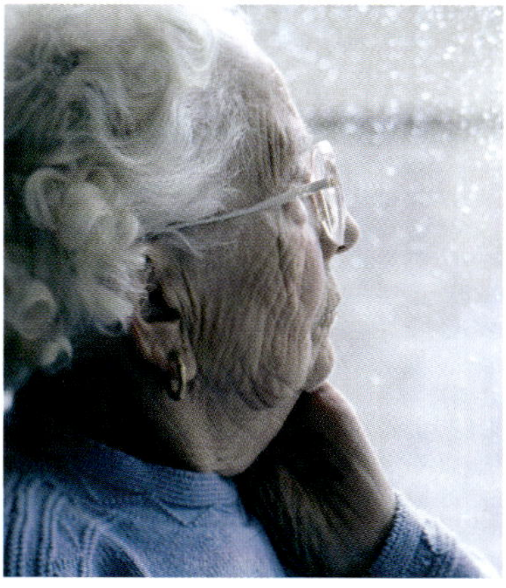

Bauchspeicheldrüsenkrebs bereitet zunächst keine oder nur leichte Schmerzen, jedoch besteht zu Beginn häufig eine Störung im Verdauungssystem, die oft fälschlicherweise auf die leichte Schulter genommen wird. Die Beschwerden treten häufig nach den Mahlzeiten auf, auffallend sind Durchfälle relativ kurz nach der Nahrungsaufnahme. Dabei kommt es zu so genannten „Fettstühlen", da die Verdauungssäfte das Fett nicht mehr ausreichend abbauen können. Durch die verminderte Fettaufnahme im Darm kommt es relativ schnell zu einem starken Gewichtsverlust mit entsprechender Erschöpfung und Müdigkeit. Unklare Verdauungsprobleme müssen deshalb immer gründlich beim Arzt abgeklärt werden.

Welches sind die Vorboten der Parkinson-Erkrankung?

Die Parkinson-Erkrankung ist eine schwere neurologische Erkrankung mit den typischen Symptomen Verlangsamung der Bewegungen (Akinese), erhöhte Muskelanspannung (Rigor), Zittern (Tremor) und Störung der aufrechten Körperhaltung. Diese Krankheitszeichen entstehen durch einen Mangel des Hirnbotenstoffes Dopamin. Auslöser hierfür ist ein Abbau bestimmter Hirnzellengebiete, dessen Ursache bis heute nicht vollständig aufgeklärt ist.

Die Erkrankung zeigt sich meist im Alter von über 65 Jahren. Jedoch findet man den Erkrankungsbeginn schon bei unter 40-Jährigen. Je früher bei einem Betroffenen die Diagnose gestellt wird, desto früher können wichtige Maßnahmen getroffen werden, um eine möglichst hohe Lebensqualität und Berufsfähigkeit zu erhalten. Erste Krankheitszeichen treten ein, wenn etwa 70 Prozent der betroffenen Nervenzellen zerstört sind. Allerdings gibt es Vorboten und Symptome, die auf die Parkinson-Erkrankung hinweisen: Typischerweise tritt eine gewisse Steifigkeit der Körpermuskulatur auf. Die Arme pendeln beim Gehen nicht mit, die Körperhaltung ist vornüber gebeugt. Der Mensch wirkt deutlich älter als er ist. Beim Gang fällt auf, dass die Betroffenen mit kleinen Schritten und schlurfend laufen, häufig stolpern oder zu stürzen drohen. Die Mimik wird spärlicher, die Häufigkeit des Lidschlages ist verringert. Die Stimme wird monotoner und leiser, sie klingt heiser. Eine Veränderung des Schriftbildes durch Verspannung der Handmuskulatur kann ebenfalls ein Symptom für Parkinson sein: Die Schrift wird kleiner und verzittert.

Auch ein imperativer Harndrang ohne Anzeichen von Blasenentzündung oder Harnröhrenverlegung sollte an eine

Parkinson-Erkrankung denken lassen. Veränderungen zeigen sich auch in der Psyche, so leiden viele Betroffene an einer zunächst nicht erklärbaren Depression, die verstärkt wird durch das Gefühl des allgemeinen Leistungsdefizits. Der Patient zieht sich von seinen Angehörigen und Freunden zurück.

Parkinson ist zwar eine schwere neurodegenerative Krankheit, aber es gibt keine zweite, bei der eine Therapie anfangs ähnlich effektiv ist. Das fehlende Dopamin kann in Tablettenform aufgenommen werden, wodurch sich die Symptome zunächst weitgehend zurückbilden. Leider sind alle Behandlungen nicht von andauernder Besserung; man muss immer wieder auf andere Tablettenkombinationen wechseln. In vielen Fällen ist der Verlauf der Krankheit bis zum Tod nicht aufzuhalten.

Hyperlink: Deutsche Parkinsonvereinigung e. V.
www.parkinson-selbsthilfe.de

Was ist PET?

Die Positronen-Emissions-Tomographie (PET) ist ein hoch empfindliches Verfahren, mit dem Stoffwechselvorgänge im Körper sichtbar gemacht werden können. Haupteinsatzgebiete der PET sind die Früherkennung und Verlaufskontrolle bei Krebserkrankungen. Auch in der Neurologie und der Kardiologie kommt sie häufig zum Einsatz.

Das Prinzip der Untersuchung beruht darauf, einen schwach strahlenden Stoff (beispielsweise radioaktives Fluor) an Traubenzucker zu koppeln und dem Patienten zu verabreichen. Die Testsubstanz verteilt sich mit dem Blutfluss im gesamten Körper und wird in stoffwechselaktive Zellen aufgenommen. Detektoren messen die aus dem menschlichen Körper abgegebene schwache radioaktive Strahlung und wandeln diese Daten in Bildinformationen um.

In der Krebsheilkunde kommt die PET zum Einsatz, weil Krebszellen einen erhöhten Stoffwechsel aufweisen und daher einen größeren Teil der markierten Zuckerverbindungen aufnehmen als das gesunde Gewebe. Somit können Krebszellen erkannt und von gesundem Gewebe unterschieden werden. Mit der PET können Tumoren in Einzelfällen früher als mit anderen bildgebenden Verfahren erkannt werden. Außerdem lässt sich der ganze Körper auf verdächtige Herde oder Metastasen absuchen. Neben der Früherkennung von Krebserkrankungen kann die PET unter Umständen auch hilfreich bei der Verlaufskontrolle von Tumoren nach Chemo- oder Strahlentherapie sein.

In der Nervenheilkunde spielt die PET bei der Diagnose von Demenzkrankheiten zunehmend eine Rolle, zumal diese in der PET sichtbar werden können, noch bevor der Patient erkrankt. In der Kardiologie lässt sich das Ausmaß eines Herzinfarktes mit der PET sehr genau bestimmen, da die Unterscheidung zwischen stoffwechseltotem und -aktivem Herzmuskelgewebe sehr exakt möglich ist. Daher lässt sich nach einer PET die optimale Entscheidung für die weitere Therapie der betroffenen Patienten treffen.

Auch wenn bei der PET-Untersuchung eine radioaktive Substanz in den Körper gelangt, so ist die Strahlenbelastung gering. Wie bei allen radiologischen Untersuchungen, die mit einer Strahlenbelastung verbunden sind, gilt es jedoch, die Risiken der Untersuchung und die einer möglicherweise unentdeckten Erkrankung gegeneinander abzuwägen.

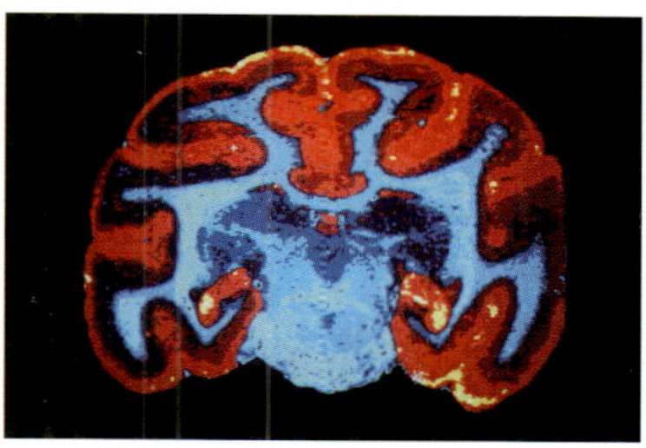

Was ist das prämenstruelle Syndrom?

Unterleibskrämpfe im Vierwochenabstand, psychische Missempfindungen an den Tagen vor den Tagen: Rund ein Drittel aller Frauen im gebärfähigen Alter leiden unter den Vorboten und Begleiterscheinungen der Menstruation. Was oft belächelt und nicht selten als Unpässlichkeit abgetan wird, ist in Wahrheit eine ernst zu nehmende Krankheit: das so genannte prämenstruelle Syndrom, kurz PMS.

Art und Stärke der Beschwerden fallen unterschiedlich aus. Plagen die eine Dauerschmerzen in Bauch und Rücken sowie geschwollene, schmerzüberempfindliche Brüste, kämpft die andere zusätzlich oder ausschließlich mit Übelkeit, Blähungen, Durchfall oder Verstopfung. Auch psychische Symptome sind keine Seltenheit: Angstzustände, Tränenausbrüche, Erschöpfung, Reizbarkeit oder das Gefühl, maßlos überfordert zu sein. Die Symptome beginnen bis zu zwei Wochen vor Einsetzen der Periode. Sie nehmen bis zur Monatsblutung an Schwere zu und klingen normalerweise mit ihrem Beginn wieder ab.

Die Ursachen der PMS sind noch nicht vollständig geklärt, sicher ist ein enger Zusammenhang mit dem Menstruationszyklus. Auslösender Faktor ist wahrscheinlich ein Ungleichgewicht im weiblichen Hormonhaushalt. Daneben können auch Funktionsstörungen der Nebennieren, zu hoher Zucker- oder Fettkonsum sowie vitaminarme Kost eine Rolle spielen. Auch psychische Belastungsfaktoren wie Dauerstress, Depressionen, Partnerschaftsprobleme oder unerfüllter Kinderwunsch können die PMS mit beeinflussen.

In der Behandlung kommt häufig die Antikonzeptionspille zum Einsatz, da sie die Hormonschwankungen im Zyklus unterbindet. Symptomatisch können auch Schmerzmittel und Krampflöser hilfreich sein. In vielen Fällen ist eine Änderung der Ernährungsgewohnheiten empfehlenswert: Salzarme, vitaminreiche Kost wie Vollkornprodukte, frisches Obst und Gemüse, Fisch und Geflügel sowie pflanzliche Öle mit ungesättigten Fettsäuren sollten bei Frauen mit PMS auf dem täglichen Speiseplan stehen.

Schließlich können sportliche Betätigung wie Schwimmen oder Gymnastik sowohl vor als auch während der Tage die PMS-Symptome bessern. Ebenso hilfreich sind Atemübungen, Autogenes Training oder Yoga. Ein warmes Bad mit Heilpflanzenölen oder eine Wärmflasche entspannen ebenfalls.

Wie wird eine Polyneuropathie behandelt?

Die Polyneuropathie ist eine Erkrankung vorwiegend der Extremitätennerven, bei der die Reizweiterleitung gestört ist. Empfindungen werden entweder gar nicht, vermindert oder verstärkt an das Gehirn gemeldet. Typisch ist ein schleichender Beginn mit Kribbeln oder brennenden Schmerzen in Händen oder Füßen. Sind Nerven angegriffen, die Muskeln versorgen, kann es auf Grund einer Polyneuropathie auch zu Muskelschwäche oder Muskelkrämpfen kommen.

Die häufigsten Auslöser für die Polyneuropathie sind die Zuckerkrankheit (Diabetes mellitus) und der chronische Alkoholmissbrauch. Darüber hinaus gibt es aber zahlreiche weitere Erkrankungen, bei denen eine Polyneuropathie auftreten kann, beispielsweise Infektions- und Stoffwechselkrankheiten, Vitaminmangel, aber auch Erbkrankheiten. In etwa 20 Prozent der Fälle bleiben die Ursachen ungeklärt.

Die Therapie der verschiedenen Polyneuropathieformen richtet sich nach der jeweiligen Ursache. So lassen sich infektiöse Polyneuropathien mit Behandlung der Infektion durch Antibiotika gut therapieren. Bei der diabetischen Polyneuropathie ist eine optimale Blutzuckereinstellung der entscheidende Faktor, um ein rasches Fortschreiten der Erkrankung zu verhindern. Bei der alkoholischen Polyneuropathie ist eine absolute Alkoholabstinenz wichtigste Maßnahme. Durch länger andauernden Alkoholmissbrauch besteht meist eine Fehl- und Mangelernährung, die zusätzlich an der Nervenschädigung beteiligt ist. Die Gabe von B-Vitaminen kann die Regeneration von peripheren Nerven fördern und die Schmerzen der Patienten mindern.

Am wichtigsten ist ist die physikalische Therapie. Sie steht an erster Stelle weil Sie zum Ziel hat, die gestörte Motorik zu fördern, die Durchblutungsstörungen zu reduzieren und die Mobilität der Patienten aufrecht zu erhalten. Dabei kommen regelmäßige Krankengymnastik, Wechselbäder, Bewegungsbäder, Massagen, aber auch Elektrobehandlung gelähmter Muskeln und Wärmeanwendungen zur Anwendung. Zusätzlich können bestimmte Antidepressiva die Schmerzwahrnehmung verändern und krampflösende Mittel die Symptome bessern.

Was ist das Post-Polio-Syndrom?

Die Poliomyelitis – umgangssprachlich Kinderlähmung – ist eine Viruserkrankung, die das Nervensystem befällt. Sie führt zu aufsteigenden Lähmungen, die unbehandelt zum Tode führen können. Dank moderner Medizin kann die Krankheit aber überwunden werden, und die Lähmungen können sich teilweise oder sogar ganz zurückbilden.

Neuerdings gibt es wissenschaftliche Erkenntnisse darüber, dass Menschen, die oft vor über 30 Jahren von dieser Krankheit betroffen waren, nach dieser langen Zeit doch wieder

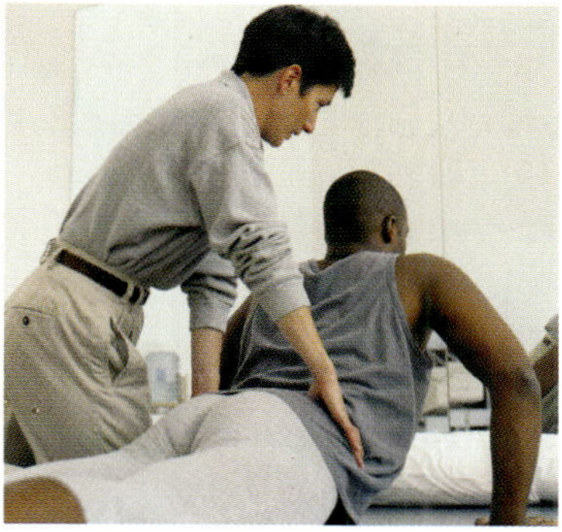

unter Symptomen leiden können, die mit dem Begriff Post-Polio-Syndrom bezeichnet werden. Schätzungen gehen von bis zu 80.000 Betroffenen in Deutschland aus. Bei diesem Krankheitsbild gibt es alle Stadien von leichter Muskelschwäche und Ermüdbarkeit bis zu starken Nervenschmerzen und Bewegungsstörungen.

Die Diagnosestellung des Post-Polio-Syndroms ist extrem schwierig, aber folgende Kriterien sind wichtig: durchgemachte Poliomyelitis, aber stabiles Krankheitsintervall von mindestens zehn Jahren. Bis heute ist nicht klar, wie es zum Post-Polio-Syndrom kommt. Derzeit werden ein Fortbestehen des Poliovirus in den Nervenschaltzellen (Ganglien) oder Autoimmunphänomene, ausgelöst durch einen anderen Virus, als potenzielle Auslöser diskutiert. Sehr häufig lässt das Krankheitsbild auch an ein psychosomatisches Geschehen denken.

Für die Therapie ist es wichtig, die durch Nervenreizung schmerzende Muskulatur nicht zu überlasten. Medikamente wie Vitamin D und gezielte Krankengymnastik können dazu beitragen, die Symptomatik zu lindern. Die Aufgabe oder Umstellung körperlich belastender beruflicher Tätigkeiten oder Freizeitaktivitäten kann im Einzelfall notwendig werden. Das Wichtigste ist, bei unklarer Symptomatik daran zu denken, dass es sich hier um das Aufflackern einer schon durchgemachten aber längst verdrängten Erkrankung handeln kann.

Hyperlink:
Bundesverband Polio e.V.
www.polio.sh

Was ist eine Prostatahyperplasie?

Eine gutartige Vergrößerung der Vorsteherdrüse des Mannes (Prostata) wird als Prostatahyperplasie oder -adenom bezeichnet (im Gegensatz zur bösartigen Wucherung, dem Prostatakarzinom). Mehr als die Hälfte der über 50-jährigen und über 90 Prozent der über 80-jährigen Männer sind betroffen.

Ursache der Prostatavergrößerung ist ein altersbedingtes Ungleichgewicht zwischen männlichen und weiblichen Hormonen, das die Prostatazellen zum Wachstum anregt. Da der Harnleiter von der Prostata umgeben wird, führt die Vergrößerung durch einen Druck auf den Harnleiter zu häufigem und erschwertem Wasserlassen. Typisch sind schwacher Harnstrahl, häufiges und vor allem nächtliches Wasserlassen mit kleinen Mengen, Restharnbildung (ein Teil des Urins bleibt in der Blase zurück), Harnwegsinfektionen und Blasensteinbildung. In schwereren Fällen können auch Blutungen auftreten, es kann zu ständigem Urinabgang bei übervoller Blase (Überlaufblase) oder zum Rückstau von Urin bis in die Nieren kommen (Gefahr von Entzündungen). Mögliche Folge ist eine Harnverhaltung, also die plötzliche Unfähigkeit, spontan Wasser lassen zu können.

Größe, Oberfläche und Beschaffenheit der Prostata werden vom Arzt durch Abtasten mit dem Finger beurteilt. Gegebenenfalls muss eine Gewebeprobe entnommen werden, um eine bösartige Prostatawucherung auszuschließen. Die Abflussbehinderung lässt sich durch eine Harnstrahlmessung, die Restharnmenge mittels Ultraschalluntersuchung bestimmen. Urinproben geben Aufschluss über Begleiterscheinungen wie Entzündungen oder Blutungen der Harnwege.

Die Folgen der Prostatahyperplasie können in frühen Stadien in der Regel mit allgemeinen Maßnahmen (Meiden von Kälte, regelmäßige Blasen- und Darmentleerung, viel Bewegung) sowie mit Medikamenten (z.B. Extrakt aus Kürbiskernen) behandelt werden. In fortgeschrittenen Stadien müssen meistens Teile der vergrößerten Prostata chirurgisch entfernt werden. Zur Früherkennung von Prostatavergrößerung und Prostatakrebs sollte jeder Mann ab dem 45. Lebensjahr seinen behandelnden Arzt im Rahmen der Krebsvorsorge jährlich um eine Tastuntersuchung der Prostata bitten.

Was ist ein Pulsoximeter?

Immer wieder ist in TV-Medizinserien während Operationen ein Clip auf einem Finger des Patienten zu sehen. Dabei handelt es sich um ein Pulsoximeter, mit dem sich – unblutig und völlig schmerzfrei – die Sauerstoffsättigung im Blut messen lässt.

Damit unser Körper funktionstüchtig bleibt, benötigt er ständig eine bestimmte Menge Sauerstoff, die vom Blut an die Organe im ganzen Körper verteilt wird. Die optimale Menge, die so genannte Sauerstoffsättigung des Bluts, beträgt zwischen 94 und 98 Prozent. Dieser Wert entspricht dem Prozentsatz roter Blutfarbstoffmoleküle, die Sauerstoff transportieren, gemessen an der Gesamtzahl roter Blutfarbstoffmoleküle.

In der Medizin ist die Sauerstoffsättigung eine wichtige Richtgröße bei künstlichen Beatmungen; sie wird bei Intensiv- und Notfallpatienten sowie im Operationssaal routinemäßig überwacht. Dies geschieht mithilfe des Pulsoximeters in Form eines Clips, der über einen Fingernagel (oder ein anderes gut durchblutetes Körperteil wie das Ohrläppchen oder bei Säuglingen der Fußballen) geklemmt wird.

Auf einer Seite enthält der Clip eine starke Leuchtquelle, die den Finger durchleuchtet. Auf der anderen Seite misst ein Sensor, welche Anteile des Lichts durch den Finger gedrungen sind und welche absorbiert wurden. Je nach Sättigungsgrad des Blutes mit Sauerstoff dringen verschieden große Lichtanteile durch den Finger. Daraus errechnet das am Clip angeschlossene Gerät den Sauerstoffsättigungswert und zeigt ihn dem Arzt an.

Das durch den Herzschlag verursachte Pulsieren der Blutgefäße kann ebenfalls gemessen und angezeigt werden. Bei den meisten Geräten lassen sich auch Grenzwerte einstellen, bei deren Erreichen ein Alarm ausgelöst wird, was besonders für den Einsatz auf einer Intensivstation wichtig ist. Lungenkrankheiten, Herzfehler oder Atmungsstörungen können den Sättigungswert verändern.

Q

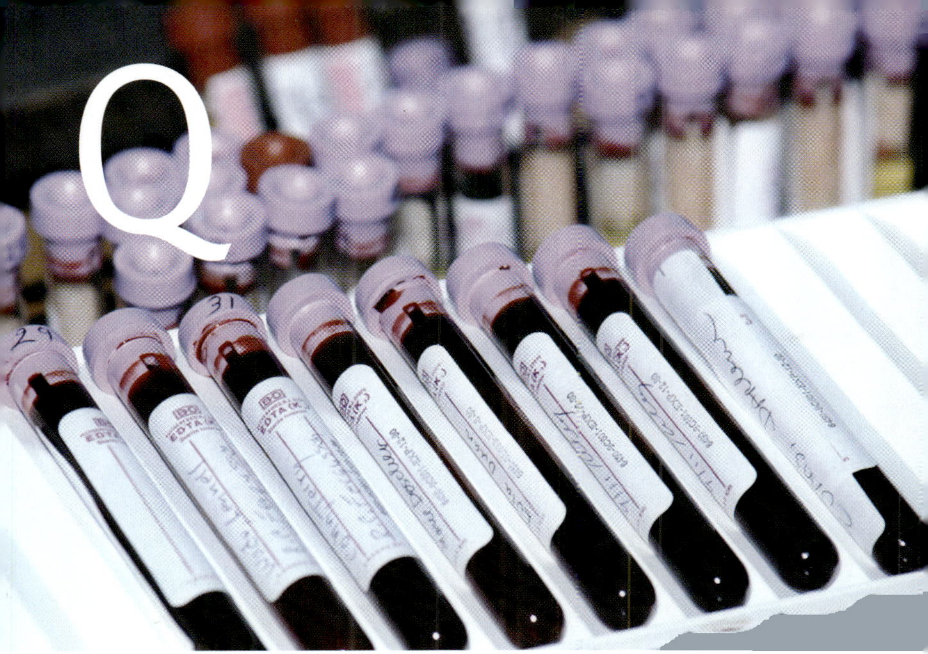

Marcumarpatienten müssen regelmäßig den Quick- bzw INR-Wert bestimmen lassen.

Was sind Quick- und INR-Wert?

Blutgerinnsel entstehen durch Zusammenkleben und Verklumpung von roten Blutkörperchen. Bei bestimmten Krankheiten wie Herzrhythmusstörungen, Herzklappenerkrankungen oder auch bei drohendem oder stattgefundenem Herzinfarkt und Schlaganfall sowie nach Thrombosen und Embolien kann die Einnahme von gerinnungshemmenden Arzneimitteln notwendig sein. Zur Wirkungskontrolle dieser Medikamente werden der so genannte Quick- und INR-Wert nach einer Blutentnahme im Labor bestimmt.

Marcumar ist ein solches Medikament, das die Blutgerinnung verzögert, aber nicht ganz aufhebt. Wie stark oder schwach die Gerinnungshemmung ist, hängt u.a. von der Marcumar-Dosierung ab. Die Wirkung muss durch regelmäßige Blutabnahmen überwacht werden, so dass gegebenenfalls eine Anpassung der Dosierung erfolgen kann. Weil das Medikament zu einer verstärkten Blutungsneigung führt, muss es sehr genau und für jeden Patienten individuell dosiert sowie die Wirkung regelmäßig überprüft werden. Zur Wirkungskontrolle diente bisher der „Quick-Wert". Er wird zunehmend vom moderneren und internationalen INR-Wert abgelöst. Die Zielwerte bei Einnahme von gerinnungshemmenden Medikamenten sind 20 bis 30 Prozent für den Quick-Wert und 2,5 bis 4,5 für die INR.

Jeder Marcumar-Patient erhält einen Marcumar-Ausweis, den er immer vollständig ausgefüllt bei sich tragen sollte. Der Arzt oder der Patient notieren darin die INR- bzw. Quick-Werte und die tägliche Marcumar-Dosierung bis zur nächsten geplanten Blutkontrolle. Bei zu hohen INR-Werten bzw. zu niedrigen Quick-Werten besteht eine stark vermehrte Blutungsbereitschaft, während bei zu niedrigen INR- bzw. zu hohen Quick-Werten eher wieder Blutgerinnsel entstehen können. Sind die Abweichungen von den gewünschten Werten zu groß, muss umgehend die Marcumar-Dosis verändert bzw. mit anderen Medikamenten regulierend eingegriffen werden. Hierzu sind vorübergehend häufigere Blutabnahmen erforderlich, bis die Werte stabil bleiben.

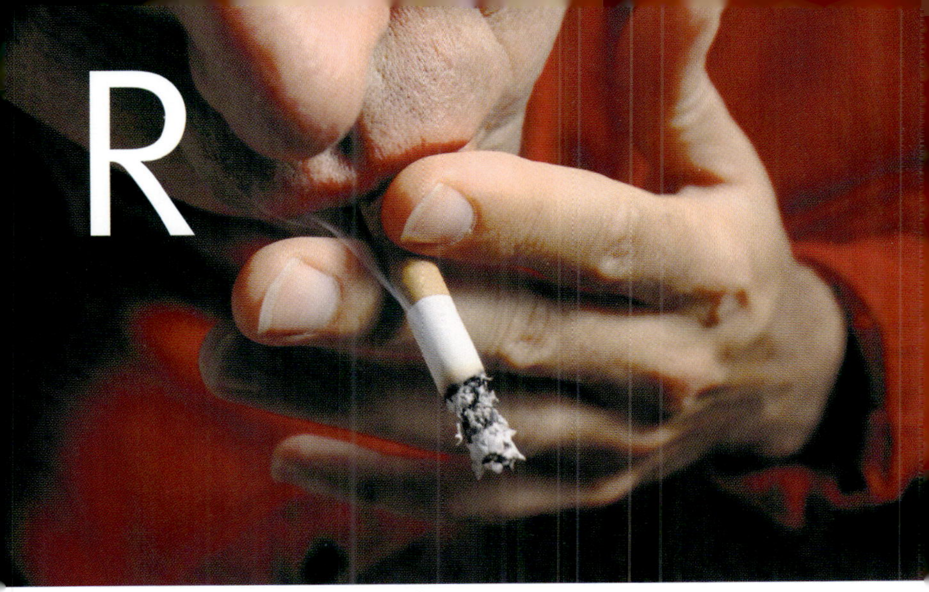

Rauchen fördert die Ablagerung von Plaques.

Gibt es den „Raucherarm“?

Ablagerungen in der Wand von Blutgefäßen, die man als Plaques bezeichnet, führen zu einer Verengung dieser Blutgefäße und zu einem Elastizitätsverlust; die Adern werden dadurch spröde und hart, man spricht von Arteriosklerose. Diese Gefäßprozesse verlaufen sehr langsam, über Jahre hinweg, der Patient merkt anfangs nichts von diesen Veränderungen. Erst ab einer Einengung auf etwa 50 Prozent des ursprünglichen Gefäßdurchmessers treten Beschwerden auf. Häufige Ursache für derartige Veränderungen sind Fettstoffwechselstörungen, und als Folgen drohen Schlaganfall und Herzinfarkt.

Rauchen kann nicht nur ähnliche Krankheitsbilder wie die Arteriosklerose hervorrufen, es führt darüber hinaus auch zu einer Blutdruckerhöhung und blockiert den Sauerstofftransport im Blut. Das „Raucherbein“ ist ein umgangssprachlicher Begriff für die arterielle Verschlusskrankheit, die durch eine Entzündung der Arterienwände hervorgerufen wird. Experten schätzen, dass bis zu sechs Millionen Menschen an einem Raucherbein leiden.

Doch diese entzündliche Verengung macht natürlich vor den anderen Extremitäten nicht halt: Die Arme können genauso betroffen sein wie die Beine. Auf Grund der erheblich eingeschränkten Durchblutung ist eine Amputation der betroffenen Gliedmaßen in vielen Fällen unumgänglich. Innere Organe sind im Regelfall nicht mitbetroffen. Diagnostik und Therapie entsprechen denen der allgemeinen Durchblutungsstörungen, wobei die entzündlichen Gefäßprozesse durch spezielle laborchemische Methoden noch zusätzlich untersucht werden.

Der einzige Weg, dem Raucherbein bzw. -arm vorzubeugen ist es, das Rauchen aufzugeben. Uneinsichtige Raucher werden früher oder später einschneidende Komplikationen erleiden. Ein Gespräch mit dem Arzt lohnt sich – er kann dabei behilflich sein, leichter vom Nikotin „wegzukommen“.

Was ist das Reizdarm-Syndrom?

Das Reizdarm-Syndrom ist eine Funktionsstörung des Darmtraktes, bei dem chronische Beschwerden wie Bauchschmerzen, Blähungen und Stuhlunregelmäßigkeiten (Wechsel zwischen Durchfall und Verstopfung) auftreten.

Ein Reizdarm (Colon irritabile) ist weder bösartig noch ansteckend. Es lassen sich keine krankhaften Organveränderungen nachweisen. Das Reizdarm-Syndrom tritt typischerweise zwischen dem 20. und 40. Lebensjahr erstmals in Erscheinung. Frauen sind zwei- bis dreimal so häufig betroffen wie Männer. Die Störung hat meistens eine von Anfang an

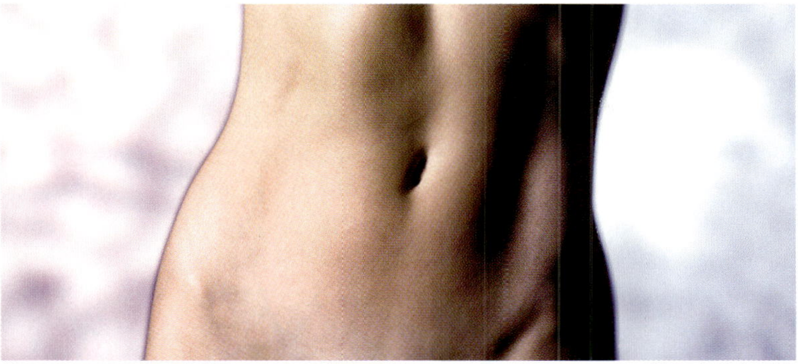

chronisch verlaufende Form und kann deshalb trotz Behandlung lebenslang bestehen. Die genauen Ursachen der Krankheit sind bislang nicht bekannt. Häufig werden die Beschwerden durch seelische und körperliche Belastungssituationen ausgelöst oder verschlimmert.

Typische Symptome sind Schmerzen, Krämpfe und Missempfindungen im gesamten Bauch, die sich nach Stuhlgang bessern. Auch Durchfall, Verstopfung oder beides im Wechsel sowie eine veränderte Stuhlzusammensetzung (hart, wässrig, breiig) sind typisch. Meist steigern sich die Beschwerden im Tagesverlauf, oft nach Nahrungsaufnahme, hören jedoch nachts auf. Häufig gehen auch Beschwerden außerhalb des Verdauungstrakts mit dem Syndrom einher: psychosomatische Erkrankungen, Abgeschlagenheit, Konzentrationsschwierigkeiten, Schlafstörungen, Kopfschmerzen, Migräne und Rückenschmerzen.

Die Therapie des Reizdarm-Syndroms hat zum Ziel, die Beschwerden zu lindern. Die Behandlung umfasst neben Diät auch die Einnahme von Medikamenten und eine psychotherapeutische Behandlung. Eine dauerhafte Heilung ist jedoch nicht möglich.

Was ist das Restless-Legs-Syndrom?

Das Restless-Legs-Syndrom ist eine chronische Erkrankung, bei der es zu unangenehmen Gefühlsempfindungen (Kribbeln, Brennen, Ziehen, Reißen, Stechen, Spannen) in den Beinen (und seltener in den Armen) kommt. Diese Beschwerden machen sich vorwiegend gegen Abend, beim ruhigen Sitzen oder im Bett liegend bemerkbar. Sie bessern sich bei Bewegung, weshalb viele Betroffene fast die ganze Nacht hindurch immer wieder aufstehen und umhergehen. Es entstehen Ein- und Durchschlafstörungen. Folge des massiven Schlafdefizits ist eine starke Tagesschläfrigkeit sowie recht häufig eine depressive Stimmungslage.

Als Ursache der Restless Legs („ruhelose Beine") wird eine vererbte Veranlagung vermutet. Viele Patienten erkranken jedoch erst dann, wenn zusätzliche Faktoren wie beispielsweise eine Schwangerschaft (mit Stauungen in den Beinen) oder ein Hormonmangel hinzukommen. Auch bestimmte Lebensumstände können das Krankheitsbild begünstigen, wie beispielsweise stehende Berufe sowie häufigere länger dauernde Bus- oder Flugsreisen mit nachfolgender Stauung in den Beinen. Auch die Einnahme bestimmter Medikamente kann das Restless-Legs-Syndrom auslösen oder verstärken.

Kurzdauernde Erleichterung kann mit folgenden Maßnahmen erreicht werden: Bewegen der Füße im Sitzen oder Liegen, Aufstehen und Umhergehen, kühles Bad, Massieren oder „Stretching" der Unterschenkelmuskeln sowie Ausdauersport, insbesondere Schwimmtraining in Wasser bis zu 26° C. Bei zahlreichen Patienten sind die Beschwerden jedoch so stark ausgeprägt, dass eine ärztliche Behandlung erforderlich wird. Dabei können sowohl schmerzhemmende Medikamente, als auch Antidepressiva zur Senkung der Schmerzempfindlichkeit sowie ggf. Mittel zur Muskelentspannung oder auch Antiepileptika zum Einsatz kommen.

Eine angepasste Lebensführung mit häufigem Laufen und Liegen und Vermeidung von Sitzen und Stehen kann dazu beitragen, das Krankheitsbild erträglich zu machen.

Hyperlink: Deutsche Restless Legs Vereinigung e.V. www.restless-legs.org

Was ist eine rheumatoide Arthritis?

Die Rheumatoide Arthritis ist eine schmerzhafte Entzündung der Schleimhäute in den Gelenken. Meistens sind die kleinen Fingergelenke betroffen, was beim Händeschütteln den so genannten Begrüßungsschmerz auslösen kann.

Es handelt sich um eine Gesamtkörpererkrankung, die meist mit grippeartigen Beschwerden beginnt: Die Patienten leiden an Abgeschlagenheit, weisen erhöhte Temperaturen auf und klagen über Muskelschmerzen. Darauf folgen meist Schmerzen in den kleinen Gelenken von Hand oder Vorfuß. Durchblutungsstörungen und eine Steifigkeit einzelner Finger am Morgen kommen meistens hinzu, an akuten Gehbeschwerden leiden die Betroffenen ebenfalls. Während des Entzündungsschubs findet man häufig Gelenkschwellungen und -ergüsse.

Ebenso können die Schleimhäute der Sehnenscheiden der Hand- und Fußmuskeln in Mitleidenschaft gezogen werden. Dann leiden die Patienten besonders nachts an Schmerzen in den Fingern. Im weiteren Verlauf der rheumatoiden Arthritis können zusätzlich Rheumaknoten auftreten, die sich als kleine Knötchen unter der Haut tasten lassen. Selbst die Organe können in Mitleidenschaft gezogen werden, z.B. das Herz mit einer Herzmuskel- oder Herzbeutelentzündung, die Lungen mit einer Lungenfibrose. Auch die Augen oder die Gefäße können betroffen sein.

In schweren Fällen werden betroffene Gelenke im Lauf der Jahre so steif, dass beispielsweise die Finger verformt aussehen (Schwanenhalsdeformität) und nicht mehr voll greifen können oder das Gehen durch die Verformung und Versteifung der Fußgelenke sehr beschwerlich sein kann.

Eine effektive Therapie in den ersten beiden Jahren nach Diagnose der rheumatoiden Arthritis entscheidet oft über den weiteren Krankheitsverlauf. Der rheumatische Entzündungsprozess muss in diesem Zeitraum wirkungsvoll unterdrückt werden, sonst droht eine Zerstörung und damit Versteifung der betroffenen Gelenke. Grundsätzlich unterscheidet man zwischen physikalischen und medikamentösen Therapien, die meist in Kombination eingesetzt werden sollen.

Physikalische Therapieverfahren sind außer Krankengymnastik, Bewegungs- und Massagetherapie auch die Thermo-, Hydro-, Elektro- und Kryotherapie. Die Thermo- oder Wärmetherapie hat einen durchblutungsfördernden und schmerzlindernden Effekt. Bei der Hydrotherapie wirkt Wasser als Wärmeträger. Die Kryotherapie hingegen besteht in einer intensiven, lokalen Kühlung, wodurch der Stoffwechsel in diesem Bereich gedämpft und der Entzündungsprozess gehemmt wird. Das Ziel aller physikalischen Therapieverfahren ist jedoch dasselbe: Nur der Patient selbst kann jeweils selbst empfinden, welche Therapie ihm Linderung bringt. Er muss möglichst rasch wieder schmerzfrei bewegungsfähig werden, sonst droht durch die Schonhaltung die betroffene Gelenkkapsel zu schrumpfen und die Muskeln im Bereich des Gelenks verkrampfen.

Die medikamentösen Therapieverfahren können in drei große Kategorien eingeteilt werden: nichtsteroidale Antiphlogistika, Glukokortikoide, Basistherapeutika.

Die nichtsteroidalen Antiphlogistika (beispielsweise Acetylsa-

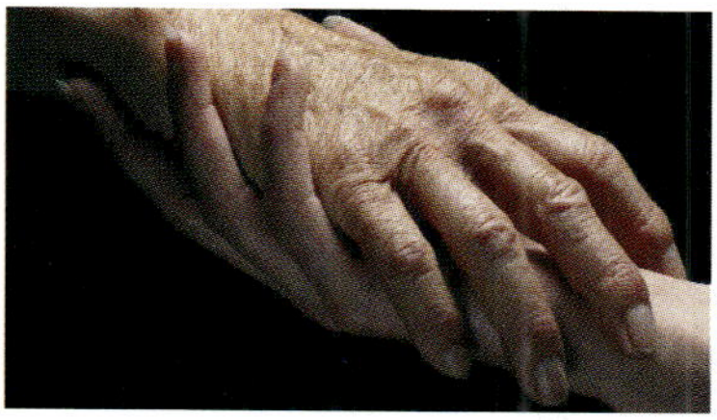

licylsäure, Ibuprofen, Diclofenac und Indometacin) reduzieren die Schmerzen und hemmen kurzfristig die Entzündung, können die Krankheit aber langfristig nicht aufhalten. Die häufigsten Nebenwirkungen sind Beschwerden im Magen-Darm-Trakt, die darauf beruhen, dass der natürliche Schutz der Magenschleimhaut durch die Medikamente angegriffen wird. Dadurch entstehen z. B. Magenschmerzen durch eine Schleimhautentzündung, bei der auch Blutverlust auftreten kann. Die neuen „COX-2 Inhibitoren“ (Rofecoxib, Celecoxib) rufen die oben genannten Nebenwirkungen offensichtlich seltener hervor.

Glukokortikoide sind kortisonhaltige Präparate, die ebenfalls den Entzündungsprozess hemmen. Sie werden im hochakuten Stadium der rheumatoiden Arthritis eingesetzt.

Ab einem gewissen Stadium der Erkrankung behandelt man mit den so genannten Basistherapeutika, dazu gehören Medikamente wie Methotrexat, welches immunsuppressiv wirkt, Chloroquin, ein Mittel aus der Malariatherapie, Goldverbindungen und einige andere. Der Wirkungseintritt erfolgt verzögert nach zwei bis drei Monaten. Aufgrund mancher Nebenwirkungen dieser Substanzen sind regelmäßige Laborkontrollen notwendig.

In der Forschung gibt es weitere Therapieformen, die noch klinisch erprobt werden und bislang nur in Studien eingesetzt werden. Hierzu zählt beispielsweise Anti-TNF alpha. Über die neusten Studien informieren die einzelnen Kliniken oder aber der behandelnde Internist oder Rheumatologe.

Hyperlink:
Deutsche Rheumaliga e. V.
www.rheuma-liga.de

Was ist eine Rotatorenmanschettenruptur?

Im Schultergelenk wirken viele Muskeln in komplexer Weise zusammen, um dem Arm einen großen Bewegungsspielraum zu ermöglichen (die einzige knöcherne Verbindung zwischen Schulter und Rumpfskelett ist das Schlüsselbein). Die Stabilisation des Schultergelenks und die Kraftübertragung übernehmen fast ausschließlich Muskeln und Sehnen.

Besonders häufig sind Verletzungen und Risse (Rupturen) im Bereich der so genannten „Rotatoren". Die Rotatoren sind eine Muskelgruppe, die den Oberarmkopf in der Gelenkpfanne des Schulterblatts halten und Drehungen nach innen und außen ermöglichen. Besonders häufig sind hier Verletzungen mit Ein- und Abrissen. Gerade mit zunehmendem Alter kann eine Muskelsehne durch Verschleiß oder ein Bagatelltrauma vorgeschädigt sein und dann bei einer stärkeren Belastung reißen. Auch Unfälle wie Sturz auf die Schulter oder Schulterverrenkungen können die Rotatorenmanschettenruptur verursachen. Die Verletzung kann auch bei starken Dauerbelastungen der Muskelgruppe auftreten, besonders „Überkopf"-Sportler wie Werfer, Schwimmer, Tennisspieler und Golfer sind gefährdet: Bei starker Inanspruchnahme der Muskeln können schon winzige Verletzungen oder Verrenkungen zu Schäden und Rissen an der Rotatorenmanschette führen.

Das Reißen der Muskeln spüren die Betroffenen deutlich, denn dieses Ereignis ist von starken Schmerzen begleitet. In der Folgezeit klagen die Patienten über Belastungs- und Ruheschmerzen, und sie bemerken eine verminderte Kraft und Beweglichkeit beim Heben des Armes. Das betroffene Gelenk wird instabil, es kommt zur Bewegungseinschränkung und zu einem Funktionsverlust der Schulter.

Der Arzt kann durch körperliche Untersuchung, Sonographie, Kernspintomographie oder auch Gelenkspiegelung feststellen, ob und wie weit die Rotatorenmanschette verletzt ist. Für die Therapie ist besonders eine ausgefeilte Krankengymnastik wichtig. In vielen Fällen lässt sich so die Instabilität beseitigen, vor allem, wenn keine Zerrung vorlag. Führt das systematische Trainingsprogramm nicht zu einer ausreichenden Stabilisierung und Belastbarkeit, wird ein operativer Eingriff notwendig.

Wie kommt es zu Rückenschmerzen?

Der Rücken ist ein großes Organsystem aus Wirbelkörpern, Bandscheiben, zahlreichen Gelenken, Blutgefäßen, Nerven und Muskeln. Dementsprechend vielfältig können die Ursachen von Rückenschmerzen sein. Am häufigsten sind Überlastungen nach Fehlbewegungen oder -haltungen. Die Schmerzen stammen meist von der Muskulatur, die sich übermäßig, ja krampfartig zusammenzieht. Es kommt dann häufig zu einem Teufelskreis: Als Reaktion auf den Schmerz zieht sich die Muskulatur noch mehr zusammen, was wiederum den Schmerz verstärkt. Glücklicherweise vergehen die Schmerzen meist wieder und sind harmlos.

Weniger harmlos ist ein Bandscheibenvorfall oder -riss, der meist durch große Belastungen des scheibenartigen Polsters zwischen den Wirbelkörpern hervorgerufen wird. Die Bandscheibe drückt dann auf die Nerven im Wirbelkanal. Die Folge sind starke Schmerzen und Taubheitsgefühle in den Beinen. Vielfach können Blase oder Afterschließmuskel nicht mehr kontrolliert werden. Rückenschmerzen können also vielfältige Ursachen haben. Zur Diagnosestellung ist neben der sorgfältigen Untersuchung häufig auch ein Röntgenbild notwendig. Dann wird das weitere Vorgehen und die Therapie geplant.

Hyperlink:
Aktion gesunder Rücken e. V.
www.agr-ev.de

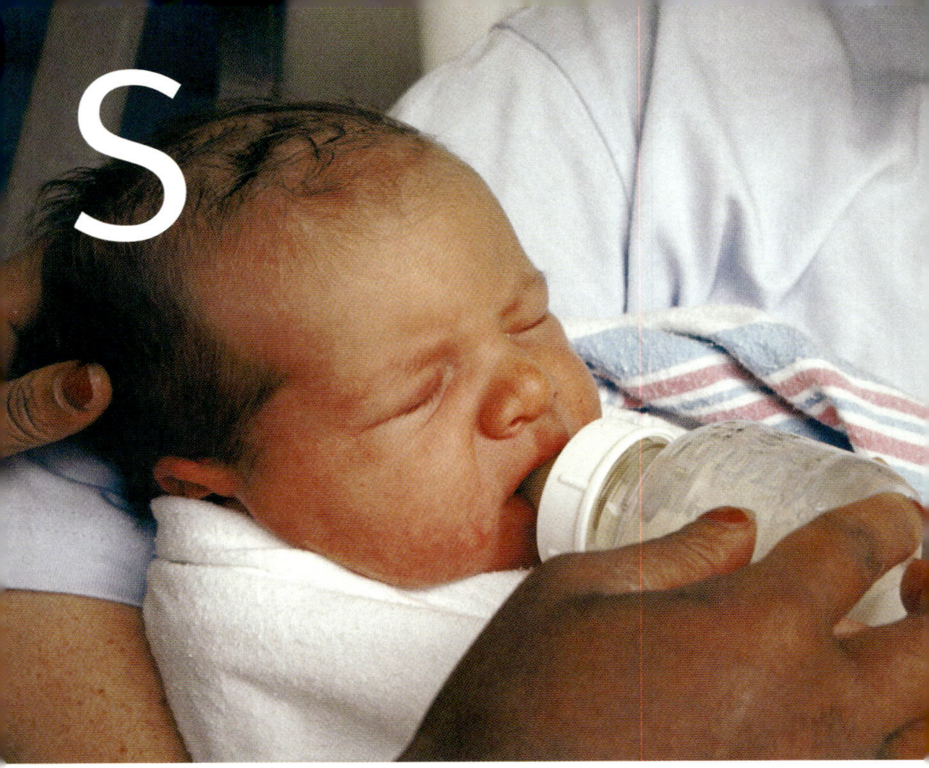

Botulismus bedroht Säuglinge im ersten Lebensjahr.

Wie kommt es zu Säuglingsbotulismus?

Leider wird immer wieder mündlich und auch schriftlich empfohlen, den Tee für das Baby mit Bienenhonig zu süßen. Auch gibt es Empfehlungen, bei Trinkfaulheit wunde Brustwarzen mit Honig zu bestreichen. Es muss jedoch dringend vor jeglicher Gabe von Bienenhonig an Säuglinge im ersten Lebensjahr gewarnt werden! Die nachfolgenden Hinweise sollen dazu beitragen, dass kein Baby durch ein in guter Absicht gefüttertes Nahrungsmittel in Gefahr gerät.

Honig ist ein hochwertiger Naturstoff mit vielen guten Eigenschaften. Bei der Verarbeitung von Bienenhonig können jedoch grundsätzlich Bakterien aus der Umwelt in den Honig gelangen. Besonders gefährlich für Säuglinge ist der Krankheitserreger Clostridium botulinum, der ein lähmendes Gift bildet. Bereits kleine Mengen dieser (im Honig in dieser Dosis für den Erwachsenen völlig ungefährlichen) Erreger führen zu einer Lähmung des Säuglingsdarmes; eine hartnäckige Verstopfung ist dann erstes Krankheitszeichen.

Die Erreger vermehren sich explosionsartig im Darm und ihr Gift, das Botulinustoxin, tritt in den Blutkreislauf über. Es bewirkt eine zunehmende Lähmung aller Muskeln, so dass es neben Darmstillstand zu Schlucklähmung, Augenmuskellähmung, fehlender Mimik, Lähmungen in Armen und Beinen,

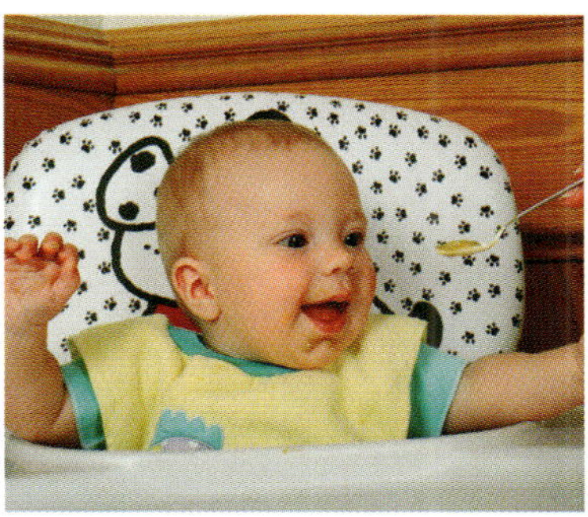

Halteschwäche des Kopfes und schließlich zur Atemlähmung kommen kann. Unbemerkt kann der Säuglinsbotulismus zum Tode des Babys führen. Intensivtherapie ist sofort nötig, ein Heilungsprozess ist zwar möglich, ein bleibender Schaden jedoch zu erwarten.

Glücklicherweise ist der Säuglingsbotulismus ein sehr seltenes Krankheitsbild. Er entsteht üblicherweise nur bei Kindern im ersten Lebensjahr – ganz besonders in den ersten sechs Monaten. Nur in diesem Zeitraum ist es den Bakterien möglich, den Darm zu besiedeln, sich zu vermehren und ihr Bakteriengift zu bilden. Bei älteren Kindern und Erwachsenen kommt es nicht mehr dazu, vermutlich weil eine stabile Darmflora dem Botulismusbakterium keinen Platz lässt.

Um den Säugling wirksam zu schützen, muss in den ersten 12 Lebensmonaten vollständig auf jegliche Verwendung von Honig in jeder Form verzichtet werden.

Wie entsteht saures Aufstoßen?

Über saures Aufstoßen klagen besonders häufig Übergewichtige, Raucher und Schwangere. Statistisch leidet jeder zwanzigste Erwachsene in Deutschland regelmäßig daran.

Saures Aufstoßen entsteht, wenn Mageninhalt in die Speiseröhre zurückfließt. Schuld daran kann unter anderem eine Schwäche des Schließmuskels zwischen Speiseröhre und Magen sein. Die Beschwerden treten typischerweise nach dem Essen, beim Hinlegen oder Vornüberbeugen auf. Durch fette Speisen, extrem scharfe Gewürze, hochprozentigen Alkohol, starken Kaffee oder Nikotin können sie verstärkt werden.

Die Schleimhaut der Speiseröhre ist gegen die aufsteigende, aggressive Magensäure nicht geschützt. Neben Brennen kann es deshalb auch zu Entzündungen der Speiseröhre und Schmerzen hinter dem Brustbein kommen.

Zur Diagnose kann es notwendig sein, eine Magenspiegelung durchzuführen. Mit ihr werden Schleimhautveränderungen sichtbar, außerdem kann der Arzt dabei die Magensäure analysieren und Gewebeproben entnehmen.

Über 90 Prozent der Betroffenen werden mit den heute zur Verfügung stehenden Medikamenten beschwerdefrei. Um aber das Übel an der Wurzel zu packen, sollten Menschen mit saurem Aufstoßen ihre Ernährung umstellen: Regelmäßiges Essen in Maßen und in Ruhe, keine extrem süßen und fetten Speisen, keine zu scharfen Gewürze verwenden, das Rauchen aufgeben, starken Kaffee und hochprozentigen Alkohol meiden.

Hyperlink: Sodbrennen-Welt
www.sodbrennen-welt.de

Was ist die Schaufensterkrankheit?

Auf Grund einer eingeschränkten arteriellen Durchblutung kommt es beim Gehen zu sehr starken Schmerzen in den Beinen, die die Betroffenen immer wieder zum Stehenbleiben und Pausieren zwingen. Die häufigen Gangunterbrechungen sind den Betroffenen meist peinlich, weshalb sie ihrer Umwelt nicht selten den Eindruck vermitteln, sie würde nur wenige Schritte von Schaufenster zu Schaufenster machen, um die Auslagen zu betrachten. So ist der Name Schaufensterkrankheit entstanden.

Durch die Einengung eines Gefäßes und durch Ablagerungen (Plaques) wird der Blutdurchfluss behindert. Dadurch wird das Bein nicht mehr ausreichend mit Blut und Sauerstoff versorgt, gleichzeitig wird durch Muskelarbeit beim Gehen aber Sauerstoff verbraucht. So entsteht im Gewebe eine Übersäuerung, die sich in Form von Schmerzen bemerkbar macht.

Bei der Therapie kommen Medikamente zum Einsatz, die die arterielle Durchblutung verbessern. Je nach Schweregrad der Erkrankung kann es notwendig sein, die Arterien wieder durchgängig zu machen oder durch künstliche Arterien zu ersetzen.

Wichtiges Ziel bei der Therapie der Schaufensterkrankheit ist es, die Durchblutungsstörung nach Möglichkeit zu beheben. Genauso wichtig ist es jedoch auch, vorhandene Risikofaktoren auszuschalten oder zumindest einzuschränken. Der wichtigste Riskofaktor ist das Rauchen: Nikotin verengt die Arterien, und die beste Therapie nützt nichts, wenn der Patient weiterhin raucht. Ebenso ist die Behandlung von Begleiterkrankungen wie Fettstoffwechselstörungen unbedingt notwendig. Und weil durch Übergewicht weitere Krankheiten begünstigt werden, ist es wichtig, das Normalgewicht zu erreichen und langfristig zu halten.

Welches sind die häufigsten Erkrankungen der Schilddrüse?

Die Schilddrüse liegt unmittelbar unter dem Kehlkopf und hat die Form eines Schmetterlings. Sie ist verantwortlich für die Produktion, Speicherung und Ausschüttung der Schilddrüsenhormone. Diese sind für die Regulation der Grundaktivität jeder Körperzelle verantwortlich.

Bei einer Unterversorgung mit Schilddrüsenhormonen werden Energiehaushalt und Stoffwechsel der Körperzellen gebremst. Im Gegensatz dazu führt eine krankhaft erhöhte Schilddrüsenhormonmenge im Blut zu einer Schilddrüsenüberfunktion mit entsprechend erhöhtem Energiebedarf des Körpers. Im Folgenden werden die häufigsten Schilddrüsenerkrankungen kurz charakterisiert:

Eine Hypothyreose ist eine Unterversorgung des Körpers mit Schilddrüsenhormonen. Die häufigste Ursache ist eine Unterfunktion der Schilddrüse infolge einer Zerstörung oder eines Verlustes des Schilddrüsengewebes. Eine angeborene Hypothyreose führt unbehandelt zu schweren geistigen und körperlichen Entwicklungsstörungen. Im Erwachsenenalter werden ebenfalls zahlreiche Organsysteme durch den Hormonmangel gestört. Die Patienten klagen z.B. über Gewichtszunahme, verlangsamten Puls, Kälteempfindlichkeit, trockene Haut und Antriebsarmut. Die Diagnose wird durch die Bestimmung der Schilddrüsenhormone im Blut gesichert. Die Therapie erfolgt durch Hormonersatz, manchmal lebenslang. Bei korrekter Dosierung und regelmäßiger Einnahme des Medikamentes zeigen die Patienten keine Unterschiede in der Leistungsfähigkeit und Lebenserwartung gegenüber schilddrüsengesunden Personen.

Eine Hyperthyreose ist eine Überversorgung des Körpers mit Schilddrüsenhormonen. Die häufigste Ursache ist eine Überfunktion der Schilddrüse im Rahmen eines Morbus Basedow sowie eine Schilddrüsenautonomie. Eine Hyperthyreose führt zu vielfältigen Allgemeinsymptomen wie Gewichtsabnahme trotz Appetitsteigerung, Haarausfall, Schweißneigung und Wärmeintoleranz. Daneben gibt es noch Wirkungen auf einzelne Organsysteme. Hier ist die Wirkung auf das Herz-Kreislauf-System hervorzuheben, da Schilddrüsenhormone den Körper für die Wirkung von Stresshormonen wie Adrenalin und Noradrenalin sensibilisieren. Die Diagnose wird durch die Bestimmung der Schilddrüsenhormone im Blut sowie durch eine Szintigraphie gesichert. Die Therapie erfolgt durch die Gabe von Medikamenten, die die Schilddrüsenhormonproduktion hemmen sowie durch Verfahren, die das funktionsfähige Schilddrüsengewebe reduzieren (z. B. die Operation und die Radiojodtherapie). Bei einer zu umfangreichen Operation oder Radiojodtherapie kann eine Hypothyreose der Schilddrüse die Folge sein, die dann ihrerseits durch einen Hormonersatz behandelt werden muss.

Schilddrüsenteile können sich auch knotig verändern. Man unterscheidet hier die „kalten“, nicht Hormon produzierenden, von den „heißen“, Hormon produzierenden Knoten. In seltenen Fällen können diese Knoten auch bösartig entarten.

Zu einer allgemeinen Schilddrüsenvergrößerung (Kropf) mit massivem Wachstum des Bindegewebes in der Schilddrüse kommt es, wenn zu wenig Jod mit der Nahrung und dem Trinkwasser aufgenommen wird. Diese Erkrankung kann einen diffusen Druck auf die Luft- oder Speiseröhre ausüben. Eine Verkleinerung des Organs kann durch Einnahme von Jodid bzw. Schilddrüsenhormonen erzielt werden, oder es muss operativ eingegriffen werden.

Hyperlink: Schilddrüsen-Liga Deutschland e. V.
www.schilddruesenliga.de

Wieviel Schlaf braucht ein Erwachsener?

Ausreichender Schlaf ist eine Grundvoraussetzung für Ausgeglichenheit und körperliche Fitness. Der Mensch verbringt fast ein Drittel seines Lebens im Schlaf. Im Schlaf regenerieren sich Körper und Geist. Schon nach 48 Stunden ohne Schlaf erlischt die Konzentrationsfähigkeit für die einfachsten Tätigkeiten. Wer mehr als drei Tage nicht schläft, kann sich kaum konzentrieren, klar sehen und hören und leidet oft unter Wahnvorstellungen (Halluzinationen).

Lang anhaltender Schlafmangel hat viele Auswirkungen: erhöhte Tagesmüdigkeit mit einhergehendem Leistungsabfall und Konzentrationsschwäche, erhöhte Reizbarkeit und Unruhe bis hin zu Depressionen (wie z.B. bei Eltern mit Neugeborenen). Körperlich wird vor allem das Immunsystem belastet und dadurch die Infektanfälligkeit erhöht. Zirka 40 Prozent aller Verkehrsunfälle sollen durch Übermüdung verursacht sein.

Man geht heute davon aus, dass vor allem ein geregelter Tagesablauf Grundvoraussetzung für einen erholsamen Schlaf ist. Durch einen gleichmäßigen Tagesrhythmus bleibt die so genannte „innere Uhr“ im Takt, die neben vielen biologischen und psychischen Vorgängen auch für die Schlafsteuerung verantwortlich ist.

Der biologische Rhythmus wird von Nervenkernen in der Hirnbasis gesteuert. Ihre Signale beeinflussen Körpertemperatur, Blutdruck, Hormone und viele weitere Körperfunktionen systematisch. Abends nimmt dagegen die Körpertemperatur ab und bereitet somit den Organismus auf den Schlaf vor, um am Ende der nächtlichen Schlafphase bis kurz vor dem Aufwachen wieder anzusteigen. Dadurch entsteht ein Gefühl der Wachheit am frühen Morgen.

Nachts um 3 Uhr ist das Schlafbedürfnis des Menschen am

größten. Man kann zwar willkürlich seine Schlafzeiten bestimmen, aber die „innere Uhr" gibt einen optimalen Schlaf-Wach-Rhythmus vor. Der wichtigste Zeitgeber dabei ist das Licht. Über das Licht steuert die innere Uhr die Produktion des Schlafhormons Melatonin. Es wird vermehrt bei Dunkelheit ausgeschieden. (Bei Interkontinentalflügen wird deshalb die Dunkelheit künstlich erzeugt durch Schlafmasken und Jalousien.)

Der moderne Mensch lebt heute oft gegen seine innere Uhr: Schichtarbeit, Überstunden bis in den späten Abend, aber auch das geänderte Freizeitverhalten durch Fernsehen und Computer fordern ihren Tribut. Dieses Verstellen der inneren Uhr kann jedoch zu Krankheiten führen, die über das so genannte vegetative System herbeigeführt werden. Jeder Mensch hat seine optimale Schlafdauer, die zwischen 8 und 10 Stunden liegt und die er für sich selbst kennen lernen sollte.

Was ist Schlafapnoe?

Rund 60 Prozent aller Männer und 40 Prozent aller Frauen über 60 Jahre schnarchen. Meistens hat das Schnarchen harmlose Ursachen, es kann sich aber auch eine ernste Störung dahinter verbergen, die zu gefürchteten Atempausen, der so genannten Schlafapnoe führt.

Schnarchen entsteht meistens dann, wenn die Nasenatmung behindert ist, beispielsweise bei starkem Schnupfen, vergrößerten Gaumenmandeln, Polypen oder einer Nasenscheidewandverkrümmung. Ein anlagebedingtes schlaffes Gaumensegel oder Übergewicht können ebenso eine Ursache sein. Der Schlafende atmet durch den geöffneten Mund, wodurch das schlaffe Gaumensegel in Schwingungen versetzt wird, die das Schnarchgeräusch erzeugen. Auch eine starke Anspannung oder Erschlaffung der Kiefer- und Wangenmuskulatur als Folge von starker Müdigkeit oder Alkoholgenuss kann zum Schnarchen führen.

Gefährlich kann es für Dauerschnarcher werden, wenn es zu einem Zurückfallen der Zunge und eine dadurch bedingte Verlegung der oberen Atemwege kommt. Folge können vorübergehende Atemstillstände sein. Man nennt diese Atempausen Schlafapnoe, die in schweren Fällen 30-mal und mehr in der Stunde auftreten. Dabei kann der Sauerstoffgehalt im Blut reduziert sein, was zu einer Sauerstoffminderversorgung von Gehirn und Organen sowie evtl. Folgeschäden führt. Typisch ist eine auffallende Müdigkeit beim morgendlichen Erwachen.

Wer häufig und sehr laut schnarcht, sollte untersuchen lassen, ob seine Nasenatmung behindert ist oder eine Veränderung der Kiefer- oder Wangenmuskulatur vorliegt. Wenn man selbst durch sein Schnarchen geweckt wird oder wenn der Partner längere Atempausen feststellt, sollte man bald einen Spezialisten aufsuchen. Wenn lautes und unregelmäßiges Schnarchen mit Tagesmüdigkeit, Einschlafneigungen oder Konzentrations- und Leistungsminderung einhergehen, sollte ebenfalls eine Untersuchung stattfinden.

In leichten Fällen genügt es, die gestörte Nasenatmung zu normalisieren. Hilfreich kann hier auch eine Änderung der Schlafposition, z. B. Kopfhochlagerung sowie Verhinderung des Schlafens auf dem Rücken sein. Da zwei Drittel aller Schlafapnoepatienten an Übergewicht leiden, ist zunächst eine Normalisierung des Gewichts grundsätzlich sehr ratsam. Genaue Analysen erfolgen heute in der Überwachung in einem Schlaflabor, um eine individuelle Therapie erstellen zu können.

Was hilft gegen Schlafstörungen?

Gelegentliche Einschlafstörungen kennt fast jeder. Doch etwa jeder zehnte Deutsche leidet unter ernsthaften chronischen Schlafstörungen. Alltagssorgen und Stress lassen viele Menschen dabei auch nachts nicht los.

Es gibt über 80 unterschiedliche Formen von Schlafstörungen. Relativ häufig sind Ein- und Durchschlafstörungen als Folge psychischer Belastungen aber auch körperlicher Erkrankungen. Sie können aber auch auf Depressionen und Angststörungen hinweisen oder auf einem Schilddrüsen-, Herz- oder Atemwegsleiden beruhen. Unter Schnarchern weit verbreitet ist die so genannte „obstruktive Schlafapnoe". Dabei engt das zurückfallende Gaumensegel den Luftweg im Rachen-Hals-Bereich ein und führt zu kurzen Atemstillständen.

Bei dauerhaften Schlafstörungen leiden die Patienten am Tage unter Erschöpfung, Reizbarkeit, Konzentrationsschwäche, Gedächtnisstörungen und mangelnder Leistungsfähigkeit in Beruf und Alltag. Müdigkeit und der so genannte Sekundenschlaf sind häufige Ursachen für Verkehrs- und Arbeitsunfälle.

Um diese Komplikationen zu vermeiden, sollten Schlafstörungen gründlich vom Arzt abgeklärt werden. Er muss sich dabei ein Bild über Begleiterkrankungen und persönliche Stressfaktoren machen. Schlafmedizinische Untersuchungen im Schlaflabor können organische Ursachen oder Störungen der nächtlichen Atmung diagnostizieren.

Gegen Ein- und Durchschlafstörungen helfen zahlreiche Methoden. Oft verbessert sich die Qualität des Schlafes allein durch den richtigen Umgang mit dem biologischen Rhythmus und das richtige Bett. Dies gelingt durch eine sinnvolle Aufteilung des

Tages und regelmäßige Schlafzeiten. Schlaffördernde Entspannungstechniken und kleine Rituale vor dem Zubettgehen, vor allem aber stets der gleiche Zeitpunkt, können eine ruhige Nacht sanft vorbereiten.

Vorsicht ist hingegen bei Ein- und Durchschlafhilfen angebracht: Vor allem synthetische Schlafmittel (z.B. Benzodiazepine) machen bei regelmäßigem Gebrauch abhängig. Wirksame Alternativen bietet die Natur: Johanniskraut, Hopfen, Melisse, Passionsblumenkraut und Baldrian haben sich seit Jahrhunderten als pflanzliche Schlafmittel bewährt.

Hyperlink: Schlafapnoe e.V.
www.schlafapnoe-online.de

Wie kommt es zum Schlaganfall?

Ein Schlaganfall ist eine plötzliche Durchblutungsstörung des Gehirns, entweder weil ein zum Gehirn führendes Blutgefäß plötzlich verstopft oder weil eine Blutung durch den plötzlichen Riss eines Blutgefäßes auftritt. Im Umfeld dieser Störungen erhalten die Nervenzellen im Gehirn zu wenig Sauerstoff und Nährstoffe, so dass sie zugrunde gehen.

Nach Herzerkrankungen und Krebs ist der Schlaganfall bei uns die dritthäufigste Todesursache und gleichzeitig die häufigste Ursache für Behinderungen.

Einen Schlaganfall kann theoretisch jeder Mensch erleiden. Pro Jahr trifft der Schlaganfall rund 200.000 Bundesbürger. Besonders gefährdet sind Menschen über 75 Jahre, da das Risiko eines Schlaganfalls mit zunehmendem Alter drastisch steigt. Es handelt sich aber nicht um eine reine „Alterskrankheit“: Die Hälfte aller Betroffenen ist im erwerbsfähigen Alter, schätzungsweise zehn Prozent von ihnen sind sogar unter 40 Jahre alt.

Generell sind vor allem Menschen gefährdet, die eine Reihe von Risikofaktoren aufweisen, welche die Entstehung eines Schlaganfalls begünstigen. Dazu gehören vor allem Bluthochdruck, Rauchen, Herzrhythmusstörungen, Zuckerkrankheit, ein erhöhter Cholesterinspiegel und Übergewicht.

Personen, in deren Familie bereits ein Schlaganfall aufgetreten ist, sind ebenfalls gefährdet, denn die Veranlagung zu einem Schlaganfall kann erblich sein.

Menschen, die einen oder mehrere der beschriebenen Risikofaktoren aufweisen, sollten großen Wert auf die Reduzierung dieser Faktoren legen. Gemeinsam mit dem Arzt ist eine gezielte Vorbeugung des Schlaganfalls möglich.

Hyperlink: Stiftung Deutsche Schlaganfall-Hilfe e.V.
www.schlaganfall-hilfe.de

Was geschieht bei einem Schleudertrauma?

Bei Autounfällen auf deutschen Straßen erleiden jährlich ca. 300.000 Personen ein Schleudertrauma. Dabei kommt es, beispielsweise bei einem Auffahrunfall, durch extremes Beschleunigen und nachfolgendes Abbremsen des Kopfes zu Nackenmuskelschmerzen sowie Nackensteife. Später entwickeln sich aus Muskelschmerzen und -steifheit meist dumpf-drückende oder ziehende Kopfschmerzen, betont im Nacken- und Hinterkopfbereich, oft bis in die Stirn ausstrahlend. Oft können Doppelbilder, Schwindelerscheinungen und Ohrgeräusche dazukommen, die dann zu Konzentrationsstörungen oder Depressionen führen können.

Die eigentliche Ursache für die starken Beschwerden ist bis heute jedoch nicht bekannt: Auch mit den modernsten bildgebenden Verfahren wie Computer- und Magnetresonanztomographie sind beim Schleudertrauma keine Brüche, keine Ausrenkungen, keine Nervenstörungen und keine Verletzungen an Knochen, Muskeln, Bändern und Sehnen nachweisbar. Man geht von einer Überdehnung des Gewebes aus, die aber nicht darstellbar ist. Daher erfolgt die Behandlung meist symptomorientiert und je nach Stärke der Beschwerden mit physikalischer Therapie, Schmerzmitteln und Medikamenten zur Muskelentspannung. Im Normalfall ist das Krankheitsbild in drei bis sechs Wochen abgeklungen. Bei einigen Menschen kann es jedoch auch, oft durch psychische Überlagerung, Monate und Jahre anhalten.

Um einem Schleudertrauma vorzubeugen, muss die Stellung der Kopfstützen im Auto stets kontrolliert werden: Die Kopfstützenoberkante muss auf Höhe der Kopfoberkante und so nahe wie möglich am Hinterkopf liegen (Abstand höchstens zwei Finger breit), sie darf also nicht nur den Nackenbereich abstützen. Deshalb muss sie vor Beginn der Fahrt stets auf die Körpergröße eingestellt werden.

Wohin zur Schönheitsoperation?

Schönheitsoperationen sind in Deutschland mittlerweile fast schon so alltäglich wie der Gang zum Friseur. Wenn in Fernsehshows oder Radiosendungen Brustvergrößerungen oder Stupsnasen verlost werden, dann ist das aus ärztlicher Sicht aber äußerst fragwürdig.

So genannte schönheitschirurgische Eingriffe boomen, und sie sprechen gerade in letzter Zeit Kinder und Jugendliche als Zielgruppe an. Früher wurden höchstens abstehende Ohren oder Hasenscharten korrigiert, heute werden schon zehn Prozent aller ästhetisch-plastischen Operationen an unter 20-Jährigen vorgenommen.

Dieser Trend wird durch Fernsehsendungen verstärkt, die dem Zuschauer vorführen, wie sich jeder nach Wunsch Nase, Kinn, Brust oder Beine durch einen chirurgischen Eingriff verändern lassen könnte. Die Risiken derartiger Eingriffe werden aber kleingeredet und der Eindruck verstärkt, dass eine Veränderung des äußeren Erscheinungsbildes komplikationsfrei möglich sei.

Während früher so genannte schönheitschirurgische Eingriffe nur gelegentlich und möglichst unbemerkt von der Öffentlichkeit durchgeführt und selbst bezahlt wurden, wird heute in den Medien eine Scheinrealität konstruiert, die Schönheitsoperationen zu einem erstrebenswerten Gut werden lassen und sie als Kassenleistung wegen psychischer Folgen durch Inakzeptanz der eigenen Person konstruiert. Gerade Jugendliche mit ihren pubertären Identifikationsproblemen sind diesen Botschaften in besonderer Weise ausgesetzt und können häufig die Risiken und Folgen nicht richtig einschätzen.

Schönheitsoperationen sind Operationen mit Narkose und allen daraus möglichen Gefahren. Wer einen schönheitschirurgischen Eingriff in Erwägung zieht, sollte sich an Fachärzte (für plastische Chirurgie und Fachärzte mit der Zusatzweiterbildung plastische Operationen) wenden, die über die notwendige Qualifikation verfügen.

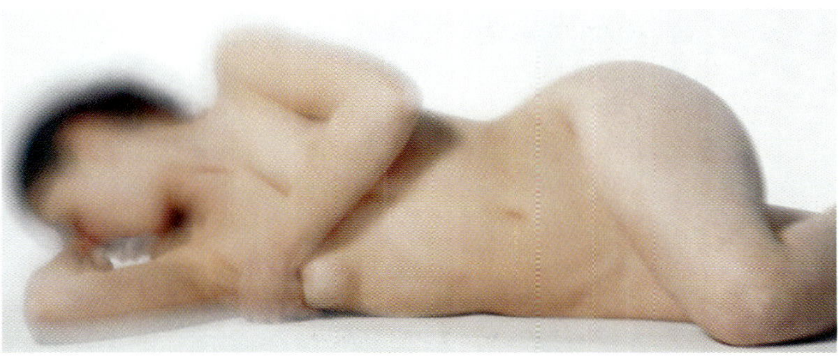

Ist Schuppenflechte eine ansteckende Erkrankung?

Die Schuppenflechte, in der Fachsprache Psoriasis genannt, ist eine entzündliche und immer wiederkehrende Hautkrankheit mit erhöhter Schuppenbildung.

Die typischen Zeichen der Schuppenflechte sind meist scharf begrenzte, rötliche, leicht erhabene Flecken auf der Haut in allen Größen. Diese Flecken sind mit silberweißen kleinen Schuppen bedeckt. Zum Teil können diese Stellen auch jucken. Die oberflächlichen Schuppen lassen sich leicht abkratzen, die tieferen sitzen dagegen fester auf einer dünnen Hautschicht. Entfernt man auch diese Schuppenschicht, so treten kleine, punktförmige Hautblutungen auf. Die Schuppenflechte verläuft schubweise, sie kann immer wieder ausgelöst werden.

Die Schuppenflechte ist nicht ansteckend, kann aber genetisch vererbt werden. Es besteht also ein erhöhtes Risiko, an Schuppenflechte zu erkranken, wenn bereits ein Psoriasiskranker in der Familie ist. Ungefähr zwei Prozent der deutschen Bevölkerung, also etwa zwei Millionen Menschen, leiden an einer mehr oder weniger schweren Form der Schuppenflechte. Die Psoriasis kommt in allen Altersschichten vor, besonders häufig in der Gruppe der 15- bis 40-Jährigen. Frauen und Männer sind etwa gleich häufig betroffen.

Bis heute kennt man noch nicht den genauen Grund für das Entstehen einer Schuppenflechte. Man nimmt an, dass die Haut des Psoriatikers überempfindlich auf Reize aus der Umwelt reagiert. Daneben können noch weitere Faktoren eine Rolle spielen, die sowohl das Risiko des erstmaligen Auftretens der Schuppenflechte als auch von Krankheitsschüben erhöhen. Dazu gehören z.B. Virusinfektionen, mechanische Reizungen der Haut, Kontaktallergien und in manchen Fällen bestimmte Medikamente sowie übermäßiger Alkoholgenuss.

Die Behandlung besteht vorwiegend in rückfettenden Ölbädern und -salben sowie Harnstoffsalben, die den Zellen Wasser zuführen können. Besonders hilfreich ist der Aufenthalt in der Sonne sowie das Baden in salzhaltigem Wasser (beispielsweise im Roten Meer).

Was ist Schwindel?

Schwindel – das sind für viele Betroffene Gleichgewichtsstörungen, bei denen sie das Gefühl haben, es dreht sich alles wie im Karussell. Schwindel selbst ist keine Krankheit, sondern kann Anzeichen für verschiedene Erkrankungen sein, deren Ursachen vielfältig sein können: beispielsweise zu hoher oder zu niedriger Blutdruck, Herzrhythmusstörungen oder Schädigung des Gleichgewichtsorgans im Ohr. Schwindel kann aber auch psychisch ausgelöst werden.

Eine sorgfältige Diagnose, vor allem bei neu auftretenden Schwindelattacken, entweder durch den HNO-Arzt, einen Neurologen oder einen Internisten ist sehr wichtig und Grundlage jeder Behandlung.

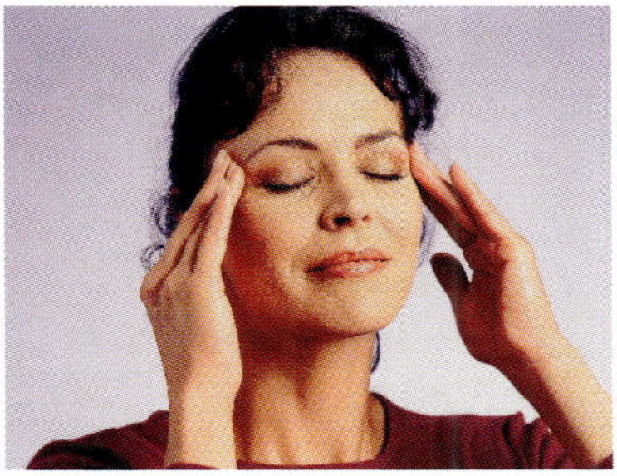

Stellt sich heraus, dass eines der beiden Gleichgewichtsorgane erkrankt oder komplett ausgefallen ist, spricht man von einem so genannten vestibulären Schwindel. Symptome sind heftiger Drehschwindel, häufig begleitet von Übelkeit oder Erbrechen. Zum Ausfall eines Gleichgewichtsorgans im Ohr kann es durch Unfälle, Durchblutungsstörungen oder durch Entzündungen im Innenohr kommen.

Der so genannte Lagerungsschwindel tritt sehr häufig auf, vor allem bei älteren Menschen. Dieser Schwindel kann nach Stürzen oder sehr heftigen Kopfbewegungen auftreten. Den Betroffenen wird für wenige Sekunden immer wieder extrem schwindelig.

Was ist das Sjögren-Syndrom?

Unter einem Syndrom versteht man das Zusammentreffen mehrerer Erscheinungen bei einer Erkrankung. Das Sjögren-Syndrom gehört zu den so genannten Kollagenosen, Erkrankungen der Kollagenfasern des Körpers. Dabei handelt es sich um eine Summe von entzündlichen Erkrankungen des Bindegewebes, zu denen beispielsweise auch der Lupus erythematodes oder die Sklerodermie zählen.

Typisch für das Sjögren-Syndrom ist die Entzündung der Tränen- und Speicheldrüsen sowie der Schleimdrüsen im Magen-Darm-Trakt. Durch die Entzündung kommt es zu einer Schädigung dieser Drüsen; sie schrumpfen und bilden weniger Sekret. So wird bei Entzündung der Tränendrüsen weniger Tränenflüssigkeit produziert, und es kommt zu Reizungen der Bindehaut des Auges. Das Auge ist dann gerötet und die Betroffenen haben ständig das Gefühl, ein Sandkorn im Auge zu haben. Sind die Speicheldrüsen entzündet, kommt es durch die geringe Speichelmenge zu ständiger Mundtrockenheit mit nachfolgender Verdauungsstörung.

Augenbrennen und Mundtrockenheit sind die häufigsten Symptome des Sjögren-Syndroms. Eine Entzündung der Drüsen lässt sich unter dem

Mikroskop oder mit Labortests nachweisen.

Das Sjögren-Syndrom kann aber auch voranschreiten, so dass es neben dem Befall der Drüsengewebe auch zu Muskel- und Gelenkbeschwerden kommen kann mit Fieber und Abgeschlagenheit. Wenn im Rahmen einer bereits bestehenden andersförmigen Erkrankung, wie beispielsweise einer chronischen Polyarthritis, sich das Sjögren-Syndrom entwickelt, gestaltet sich der Krankheitsverlauf komplizierter.

Man nimmt an, dass es sich beim Sjögren-Syndrom um eine Autoimmunerkrankung handelt. Hierbei richtet sich das körpereigene Abwehrsystem gegen den eigenen Organismus, in diesem Fall speziell gegen das Drüsengewebe.

Die Behandlung des Sjögren-Syndroms stellt sich als schwierig dar. Im Wesentlichen bemüht man sich, die mangelnde Flüssigkeitsproduktion auszugleichen und den Entzündungsvorgang zu stoppen.

Wie kommt es zur Sommergrippe?

Die Ursachen der Sommergrippe sind die gleichen wie bei grippalen Erkrankungen in der kalten Jahreszeit: Es handelt sich um eine Infektion mit Viren, die besonders im Sommer vorkommen. Wenn Menschen dicht gedrängt sind – beispielsweise auf Sommerfesten, im Freibad, beim Sommerschlussverkauf, auf Bus- oder Flugreisen – haben die Viren besonders kurze Wege: Man steckt sich beim Husten, Sprechen oder Niesen bei seinen Mitmenschen an.

Wenn ein erhitzter und verschwitzter Körper im Sommer vermehrter Zugluft ausgesetzt wird – beispielsweise aus einem geöffneten Autofenster oder einer Klimaanlage – trocknen die Schleimhäute aus und können daher ihre Funktion als „Schutzschild“ nicht mehr richtig erfüllen. Deshalb ist es den Viren eher möglich, in den Körper einzudringen und eine Sommergrippe zu verursachen. Häufig treten neben Schnupfensymptomen auch Fieber, Schüttelfrost, Kopf-, Hals- und Ohrenschmerzen, Erbrechen, Durchfall oder Bauchschmerzen auf. Viren können eben alle Schleimhäute im Körper befallen.

Die Sommergrippe ist in der Regel nicht gefährlich und nach wenigen Tagen überwunden. Körperliche Schonung, genügend Flüssigkeitsaufnahme mit kühlen Getränken sowie bei Fieber kühle Wadenwickel tragen zur raschen Erholung bei. Bleiben die Symptome länger als drei Tage bestehen, sollte ein Arzt aufgesucht werden.

Was ist beim Sonnenbaden zu beachten?

Sonnengebräunte Haut vermittelt ein sportliches und gesundes Aussehen. Wenn die Haut dem Sonnenlicht ausgesetzt wird, bewirken die ultravioletten Strahlen, dass in den Zellen der Unterhaut ein braunes Pigment, das Melanin, vermehrt gebildet wird. Das Melanin wird in Form von kleinen Pigmentkörnchen in die Hornschicht (das ist die oberste Zellschicht der Haut) eingelagert und schützt hierdurch die darunter liegenden, empfindlichen Zellschichten vor weiterer schädlicher UV-Strahlung. Dies wird als „Sonnenbräune“ der Haut bezeichnet. Weiterer Effekt des Sonnenlichts ist eine vermehrte Bildung von Hormonen, die das psychische Gleichgewicht stabilisieren, so dass es zum Wohlgefühl kommt.

Übermäßiges Sonnenbaden kann jedoch zu Verbrennungen an der Haut führen. Aktuelle Untersuchungen belegen, dass vor allem durch wiederholte Sonnenbrände auch Hautkrebs provoziert werden kann. Daher ist es wichtig, einige Grundregeln zu beachten. Viele Sonnenhungrige verhalten sich beim

Sonnenbaden leichtsinnig, weil ihnen das Braunwerden gar nicht schnell genug geht. Besonders im Urlaub muten viele Menschen ihrer Haut zu schnell zu viel Sonne zu.

Je nach Hauttyp ist die Verträglichkeit von Sonnenlicht verschieden, sehr helle Haut ist ganz besonders empfindlich. Der „Lichtindex" gibt die Zeit an, die der jeweilige Hauttyp unbeschadet in der Sonne verbringen kann. In den ersten Tagen der Sonnenbestrahlung sollte man sich nur kurz in der prallen Sonne aufhalten, um die Haut langsam ihre Pigmente bilden zu lassen. Zunächst sollte das Sonnenbad im Halbschatten begonnen werden, dabei dringen immer noch rund 70 Prozent der bräunenden UV-Strahlung durch.

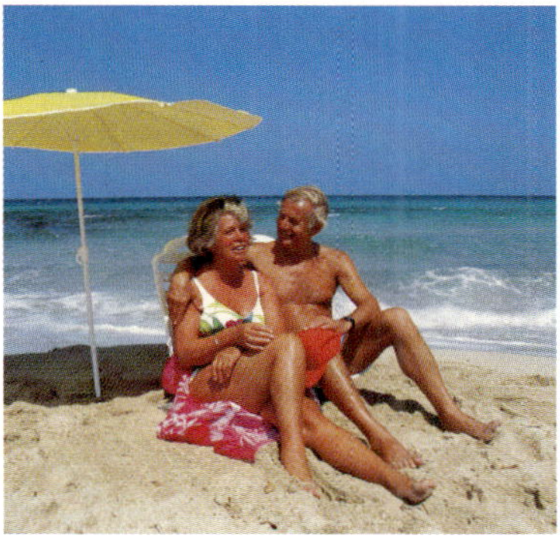

Ganz wichtig ist die Auswahl des richtigen Sonnenschutzmittels: Lichtschutzfaktor und Zubereitungsform müssen individuell auf den Hauttyp abgestimmt sein. Der Lichtschutzfaktor verlängert die Zeit die man sich in der Sonne aufhalten kann. Ungeschützte Haut kann etwa 5 bis 10 Minuten ohne Folgen in der Sonne bleiben, bei Lichtschutzfaktor 10 beispielsweise sind es dann 50 bis 100 Minuten. Ganz wichtig ist es, das Sonnenschutzmittel mindestens 30 Minuten vor dem Sonnenbad aufzutragen und es in regelmäßigen Abständen zu erneuen. Außerdem sollte das Mittel nicht zu sparsam verwendet werden, denn wenn der Schutzfilm zu dünn aufgetragen ist, wird der deklarierte Lichtschutzfaktor nicht erreicht. Wenn die Haut anfängt zu brennen, sollte unbedingt die betroffene Hautpartie mit einem dünnen Kleidungsstück abgedeckt werden.

Im Hochgebirge ist die Sonneneinstrahlung wesentlich höher, da man der Sonne wesentlich näher ist. Dasselbe geschieht am Meer, wo noch die Spiegelung auf der Wasseroberfläche hinzu kommt. Um zu wissen, wie gefährlich die Sonne gerade ist, kann man den UV-Index zu Rate ziehen, der täglich in den Medien oder im Internet unter www.uv-index.de veröffentlicht wird. Dieser Index ist ein internationales Maß zur Beschreibung des zu erwartenden Tagesspitzenwertes der sonnenbrandwirksamen UV-Strahlung. Die Skala reicht von null bis zwölf. Je höher der Index, desto stärker die Sonnenbrandgefahr. In Deutschland kann der Maximalwert im Sommer acht betragen.

Sterbehilfe – sterben nach Wahl?

Dass zum Leben auch das Sterben gehört, ist zwar allen Menschen bekannt, wird aber dennoch meist aus dem Bewusstsein verdrängt. Die Frage, wie ein menschenwürdiges Sterben gewährleistet werden kann, wird in unserer älter werdenden Gesellschaft an Bedeutung drängender. Doch sind Überlegungen, das Sterben selbstbestimmt in die Hand zu nehmen, eine Antwort?

Solche Gedanken zur Sterbehilfe entspringen vor allem der Angst vor einem schmerzvollen und einsamen Tod. Echte Hilfe für Sterbende kann nur Schmerzlinderung und persönliche Begleitung bedeuten, aber wohl kaum das Töten von Patienten – nichts anderes bedeutet der Begriff Sterbehilfe. Die Debatte über Sterbehilfe sollte jedem Menschen einen Anstoß geben, sich damit auseinander zu setzen, wie er es für sich selbst halten möchte.

In der Patientenverfügung, auch Patiententestament genannt, kann man sich zu seinen Wünschen bezüglich medizinischer

Behandlung beziehungsweise Nichtbehandlung oder Behandlungsbegrenzung angesichts einer aussichtlosen Erkrankung, insbesondere in der letzten Lebensphase, äußern. In ihr können Vorkehrung für den Sterbefall festgehalten werden, um sich einer lebensverlängernden Apparatemedizin ebenso wenig auszuliefern wie einer aktiven Lebensbeendigung. Außerdem hat der Arzt die Möglichkeit, den mutmaßlichen Willen des Patienten zu ermitteln, wenn ein Patient nicht mehr zu einer Willensbildung fähig ist und sich nicht mehr äußern kann.

Hyperlink: Muster-Patientenverfügung als Download: www.aerztekammer-bw.de

Was ist ein Swimmer's Ear?

Bei der Selbstreinigung des Ohres transportieren winzige Flimmerhärchen mit ständigen Bewegungen das Ohrenschmalz gemeinsam mit abgestoßenen Hautschuppen zur Gehörgangsöffnung. Wenn häufig Wasser, wie bei Schwimmern und Tauchern, in den Gehörgang eindringt, insbesondere wenn es sich um Chlorwasser handelt, wird der natürliche Schutz des Ohrs zerstört. Auch waschaktiven Substanzen in Shampoos oder Duschgels können zu einer Veränderung des pH-Werts führen. Dies erleichtert Bakterien und Pilzen eine Ansiedelung.

Im Anfangsstadium dieser Gehörgangsentzündung juckt der Gehörgang stark. Der Betroffene kratzt, wodurch kleine Verletzungen entstehen, oder er versucht sich mit Anwendung von Wattestäbchen und Ohrreinigern zu helfen, wodurch die Entzündung wiederum verstärkt wird. Der Gehörgang schwillt auf und schmerzt schon, wenn man am Ohrläppchen zieht. Die Haut im Gehörgang versucht durch Überproduktion von Flüssigkeit eine Säuberung zu erreichen. Dieser Ausfluss führt dazu, dass der

Patient zunehmend schlechter hört.

Hier muss der Arzt im infizierten Ohr mit einem speziellen Gerät dieses Gemisch aus abgestorbenen Zellen und Keimen absaugen und anschließend konsequent trocknen. Danach werden Gazestreifen mit Antibiotika und ggf. Kortison in den Gehörgang eingelegt. In manchen Fällen muss auch ein abschwellendes und Schmerz stillendes Medikament eingenommen werden.

Wer häufig zu Gehörgangsentzündungen neigt, sollte besser nicht mit dem Kopf unter Wasser gehen. Wer darauf gar nicht verzichten möchte, kann sich spezielle Ohrstöpsel kaufen, die in Tauchgeschäften angeboten werden.

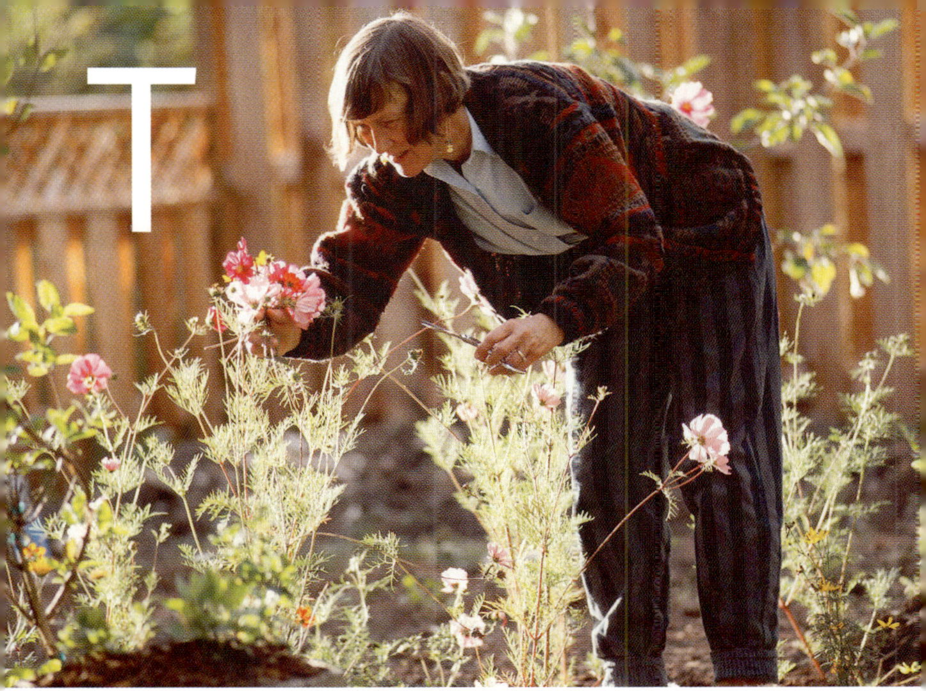

Gelangt bei der Gartenarbeit Schmutz in Wunden, droht Tetanus.

Warum gerade im Frühjahr an die Tetanusimpfung denken?

Das schöne Wetter lockt im Frühjahr viele Hobbygärtner ins Freie. Doch aufgepasst: Schon kleinste Verletzungen bei der Gartenarbeit können zur Ansteckung mit dem Erreger des „Wundstarrkrampfes“ führen, der in der Fachsprache „Tetanus“ heißt. Das Erregerbakterium findet sich nahezu überall, besonders aber in der Erde, in Straßen- und Hausstaub, aber z. B. auch an den Dornen von Pflanzen.

Je größer die Verletzung, desto größer die Tetanusinfektionsgefahr. Besonders leicht infiziert man sich durch tiefe, verschmutzte Wunden, wie nach einem offenen Knochenbruch, einer Schnittverletzung oder dem Tritt in einen verrosteten Nagel. Nicht immer müssen es aber so große Verletzungen sein:

Die Erreger können auch durch kleine, meist unbemerkt gebliebene Kratzer und Risse in den Körper gelangen. So wird beispielsweise die Tetanusgefahr, die von Holzsplittern und Dornen ausgeht, meist unterschätzt: Auch sie können mit den gefährlichen Bakterien besiedelt sein.

Sind die Erreger erst einmal in den Körper eingedrungen und besteht kein Impfschutz, bilden sie einen Giftstoff, der vor allem das zentrale Nervensystem schädigt. Nach zwei Tagen bis zu vier Wochen kommt es zu ersten Krankheitszeichen: Muskelschmerzen, Unruhe, Schlafstörungen und Schmerzen im Bereich der Verletzung zählen zu den ersten Symptomen. Schon bald folgt eine Verkrampfung von Kaumuskulatur und Gesichtsmuskeln. Schließlich wird von Kopf und Nacken ausgehend der ganze Körper von einer Muskelstarre erfasst. Dabei wird häufig auch die Atemmuskulatur befallen, was bis zum Erstickungstod führen kann.

Unbehandelt sterben rund 30 Prozent aller Erkrankten, da es auch trotz modernster intensivmedizinischer Behandlung keine ursächliche Therapie des Wundstarrkrampfes gibt. Aber mit der vorbeugenden Impfung kann man sich vor der Erkrankung schützen. Dabei sind drei Impfungen erforderlich. Die ersten beiden im Abstand von ca. vier Wochen, die dritte Impfung dann sechs bis zwölf Monate später. Durch den Impfstoff wird die Bildung von Antikörpern gegen die Bakterien angeregt. Eine Auffrischungsimpfung wird nach zehn Jahren oder im Verletzungsfall nach fünf Jahren erforderlich.

Ist es bei einer ungeimpften Person zu einer Verletzung gekommen, so kann mit einer so genannten Simultanimpfung der Impfschutz nachgeholt werden. Geschieht dies innerhalb der ersten 24 Stunden nach der Verletzung, kann das Risiko an Tetanus zu erkranken, weitgehend ausgeschlossen werden.

Im Impfpass sollte geprüft werden, wann die letzte Tetanusimpfung war. Liegt sie länger als acht bis zehn Jahre zurück, sollte der Arzt aufgesucht werden, um die Schutzimpfung vornehmen zu lassen.

Hyperlink: Robert-Koch-Institut www.rki.de

Was ist ein Tinnitus?

Unter Tinnitus versteht man die konstante oder immer wiederkehrende Wahrnehmung von Tönen oder Geräuschen, eine Art ständiges Ohrensausen. Dabei kann der Auslöser für die Ton- bzw. Geräuschempfindung im Ohr oder auch im Gehirn lokalisiert sein. Aus diesem Grund beschreibt der Begriff Tinnitus ein Symptom, stellt aber keine exakte Diagnose dar.

Die Geräusche werden sehr vielgestaltig beschrieben, z. B. pfeifend, klingelnd, rauschend, brummend oder sägend. Sie können kontinuierlich, unterbrochen, abschwellend und in ihrer Frequenz modulierend vorkommen. Man unterscheidet zwei Arten von Tinnitus: Beim objektiven Tinnitus sind die Geräusche mit einem Stethoskop messbar. Er ist leichter zu behandeln und zu heilen als der subjektive Tinnitus. Dieser ist nur für den Patienten hörbar und kann zu einem chronischen Leiden werden.

Die Ursachen des Tinnitus sind mannigfaltig: Lärmschäden – etwa durch Knallgeräusche oder zu laute Discomusik, Durchblutungsstörungen im Innenohr, Hörsturz, Halswirbelsäulenerkrankungen, Zahn- und Kieferschäden oder zu viel Stress. Außerdem gelten Herz-Kreislauf-Erkrankungen und Diabetes als mögliche Ursachen. Weil es viele Auslöser gibt, ist für eine erfolgreiche Therapie eine genaue Diagnose durch den Arzt entscheidend.

Beim erstmaligen Auftreten von Ohrgeräuschen sollte man richtig ausschlafen, um zur Ruhe zu kommen. Sind die Geräusche am nächsten Tag immer noch vorhanden, besteht der Verdacht auf einen akuten Tinnitus. Dann sollte unbedingt ein HNO-Arzt aufgesucht werden. Die Therapie erfolgt mittels Infusionen mit durchblutungsfördernden und entzündungshemmenden Medikamenten, wobei die Erfolge umso besser sind, je schneller die Behandlung begonnen wird. Bleibt eine medikamentöse Therapie ohne Erfolg, kann ggf. die intensive Sauerstofftherapie bei akutem Tinnitus hilfreich sein.

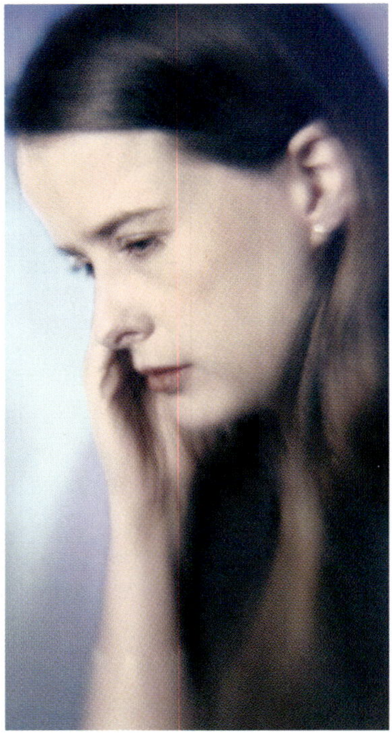

Bei chronischem Tinnitus kann die Anpassung eines so genannten Tinnitus-Maskers erforderlich sein. Dabei handelt es sich um ein Hörgerät, das das Tinnitusgeräusch durch ein anderes, so genanntes „weißes Rauschen“ überdeckt. Auch bei so genannten Tinnitus-Retraining-Therapien lernen die Patienten, mit dem Tinnitus zu leben. Sie zeigen den Patienten auf, wie sie die Ohrgeräusche filtern können, so wie sie es mit vielen Alltagsgeräuschen wie dem Surren des Kühlschranks auch schon tun. Ebenso tragen psychotherapeutische Behandlung, Entspannungstraining und Stressabbau sowie -verarbeitung zur Linderung der Symptome bei.

Hyperlink: Deutsche Tinnitus-Liga e.V.
www.tinnitus-liga.de

Was ist Trigeminusneuralgie?

Der Trigeminus ist ein Gesichtsnerv mit drei Ästen, der die Empfindungen aus Kaumuskulatur, Lippen, Zunge, Wangen und Stirn direkt ins Gehirn übermittelt. Neuralgie bedeutet, dass heftige Schmerzen im Bereich der Nervenversorgung auftreten.

Meistens handelt es sich um anfallsartige und blitzartige Attacken mit maximaler Stärke, die Sekunden bis Minuten dauern. Die Attacken können durch Kauen, Sprechen oder bestimmte Gesichtsbewegungen, die Berührung bestimmter Hautareale, die Einwirkung von Wasser, Kälte oder Wind ausgelöst werden. Die Beschwerden treten oft zyklisch auf, schmerzfreie Intervalle von Monaten und Wochen sind häufig. Manchmal gehen die Attacken in äußerst schmerzhafte längere Salven über. Bei stärksten Schmerzattacken können Zuckungen der Gesichtsmuskulatur hinzukommen.

Personen über 40 Jahre sind häufiger betroffen, hierbei besonders Frauen. Oft tritt die Erkrankung im Zusammenhang mit Neu- oder Missbildungen von kleinen Blutgefäßen im Gesicht auf. Auch bei Multipler Sklerose kann es zu Trigeminusneuralgie kommen. Meist lässt sich jedoch keine konkrete Ursache finden, so dass vermutet wird, dass der Nerv durch mikroskopisch kleine Blutgefäße der Umgebung gereizt wird oder dass die Verarbeitung von Empfindungen im Gehirn gestört ist.

Da durch die immer wiederkehrenden Schmerzen, die vom Patienten wie ein Überfall empfunden werden, die Lebensqualität stark eingeschränkt ist, muss eine sehr individuelle Schmerztherapie durchgeführt werden, die oft erst nach vielen Versuchen Linderung bringt. Schmerzhindernde Medikamente bis hin zu Morphinpräparaten sind oft notwendig, häufig in Kombination mit Kortison oder Antiepileptika und

Antidepressiva, die die Schmerzempfindlichkeit herabsetzen. Jedoch kann man mit der Schmerzbehandlung nicht die Ursache des Geschehens beheben.

In Fällen, in denen mit Medikamenten kein Erfolg erzielt werden kann, besteht die Möglichkeit, besonders bei jungen Patienten, durch eine mikrochirurgische Operation das auf den Gesichtsnerv drückende Blutgefäß zu verlagern. Bei älteren oder sehr kranken Patienten wird die weniger belastende, so genannte perkutane Thermokoagulation durchgeführt. Dabei schiebt der Arzt unter Röntgenkontrolle und Kurznarkose eine Sonde durch die Haut zu einer Ansammlung von Nervenzellkörpern des Nervus trigeminus vor. Dort werden dann unter lokaler Hitzeeinwirkung vor allem die Schmerzfasern des Nerven zerstört. Als Hauptnebenwirkung kann es zum Gefühlsverlust auf der betroffenen Gesichtshälfte kommen.

Was ist ein „trockenes Auge"?

Die Tränenflüssigkeit der Augen wird in den Tränendrüsen gebildet. Sie überzieht die Augenoberfläche mit einer sehr dünnen Flüssigkeitsschicht, die die Hornhaut vor dem Austrocknen schützt und sie ernährt. Ist die Menge der produzierten Tränenflüssigkeit zu gering, spricht man vom „trockenen Auge".

Das „trockene Auge" ist eine häufige Erkrankung vorwiegend älterer Menschen. Im Alter lässt die Tränenflüssigkeit allmählich nach und es kommt dann beispielsweise durch die Abnahme der Häufigkeit des Lidschlages zu einem vorschnellen Austrocknen der Augenoberfläche, so dass der Tränenfilm nicht mehr so häufig erneuert wird. Aber auch junge Menschen können ein „Trockenes Auge" erwerben. Angestrengtes Schauen an

Bildschirmarbeitsplätzen kann einen zu seltenen Lidschlag verursachen. Heiße trockene Luft durch Zentralheizung, Gebläse im Auto, Zigarettenrauch oder heißer Wind können der Auslöser des „trockenen Auges“ sein. Ebenso führt die trockene Luft bei Klimaanlagen oder im Flugzeug häufig dazu. Östrogenmangel bei Frauen in den Wechseljahren kann ebenso zu einem „trockenen Auge“ führen.

Die Betroffenen klagen über Augenbrennen, das Gefühl „Sandpapier“ im Auge zu haben und Juckreiz. Häufig finden sich auch eine erhöhte Lichtempfindlichkeit sowie rote Augenränder.

Die Behandlung erfolgt durch so genannte „künstliche Tränen“, die als Augentropfen einer Austrocknung entgegenwirken, so dass die mangelnde Tränenflüssigkeit ergänzt wird. Die Augentropfen bestehen aus einer wässrigen Lösung, die Vitamine und Nährstoffe für das Auge enthält. Wird das „trockene Auge“ nicht oder nicht ausreichend behandelt, besteht die Gefahr häufiger Lidrandentzündungen oder es können auch Schäden an der Hornhaut entstehen, die zu einer Minderung der Sehkraft führen können.

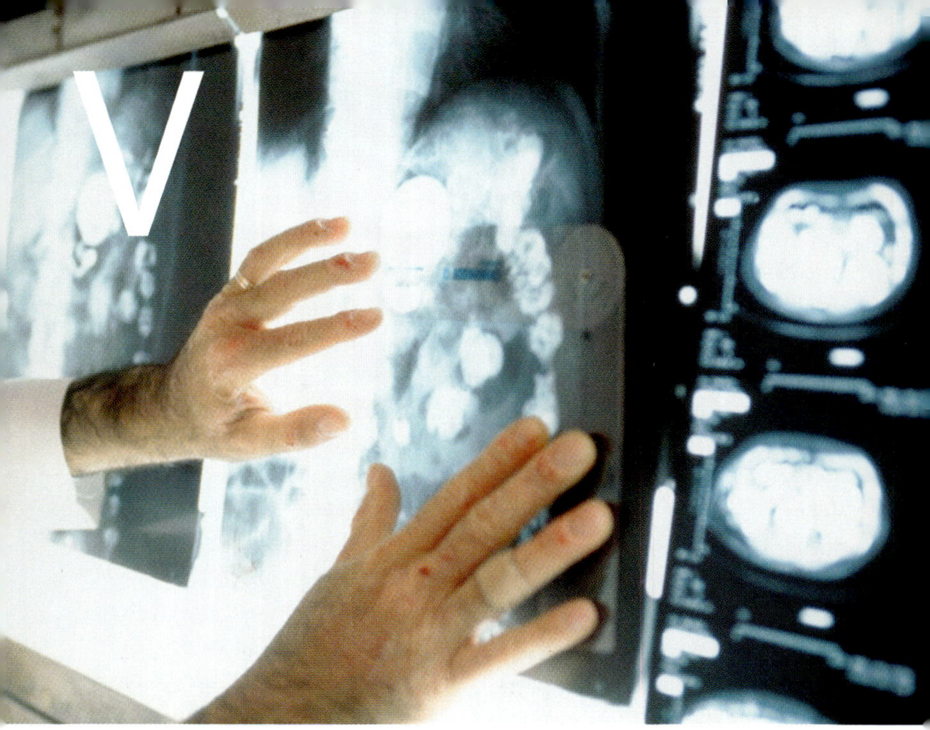

Beim Röntgen lassen sich die Konturen der Organe darstellen.

Bildgebende Verfahren am Verdauungstrakt

Neben der körperlichen Untersuchung des Bauchraums durch Abtasten mit den Händen, die dem Arzt bereits wichtige Informationen über Magen und Darm sowie über die umgebenden Organe (Leber, Milz, Nieren etc.) liefert, gibt es zahlreiche weitere Untersuchungsverfahren. Im Folgenden soll auf die wichtigsten bildgebenden Techniken eingegangen werden:

Röntgenaufnahmen liefern Bilder des Verdauungstrakts; im einfachsten Fall zeigt die Übersichtsaufnahme die inneren Organe des Bauchraums. Luft- und wasserhaltige Strukturen bilden sich hell ab, das Gewebe dunkel. So lassen sich Konturen der Organe darstellen. Speziellere Aufnahmen erhält man, wenn der Patient vor der Röntgenaufnahme so genannte Kontrastmittel schluckt oder als Einlauf erhält.

Mit der Computertomographie kann man schrittweise die einzelnen Schichten des Gewebes darstellen und so in unterschiedlichen Tiefen Veränderungen entdecken und kontrollieren.

Die Ultraschalluntersuchung (Sonographie) dient dazu, die Strukturen im Bauchraum ohne Röntgenstrahlenbelastung aus verschiedenen Blickwinkeln darzustellen. Der zurückgeworfene Schall bildet ein Muster ab, in dem Veränderungen wie Vergrößerung oder Verhärtung, die bei der körperlichen Untersuchung gespürt wurden, näher betrachtet werden können.

Will der Arzt den Verdauungstrakt direkt in Augenschein nehmen, bedient er sich der Endoskopie. Speiseröhre und Magen lassen sich mittels Magenspiegelung (Gastroskopie) betrachten. Dabei wird ein flexibler Schlauch mit Mikroskop und Lichtquelle durch Mund oder Nase in den Magen geschoben. So kann der Arzt direkt in den Magen blicken und bei Bedarf auch Gewebeproben entnehmen. Ähnlich lässt sich auch der End- und Dickdarm bei der Koloskopie von innen betrachten, nachdem der Darm zuvor mit Abführmitteln entleert wurde.

Neuerdings gibt es auch an einzelnen Kliniken Miniaturkameras, die in einer kleinen Kapsel eingebaut sind und so geschluckt werden. Diese Untersuchung ist derzeit jedoch nur für ganz besondere Einzelfälle möglich.

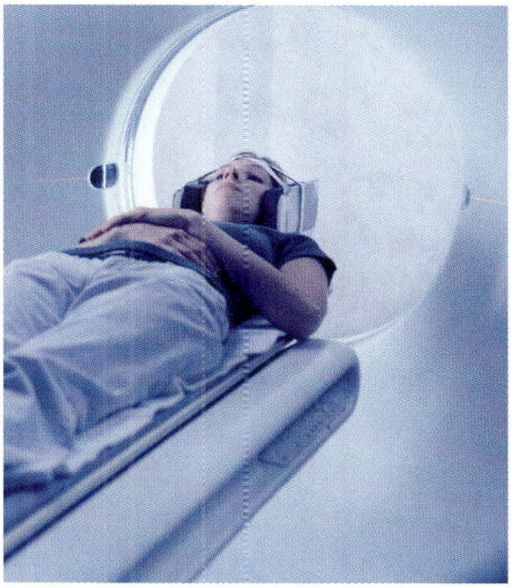

Was ist eine Vitiligo?

Die Vitiligo ist eine Hauterkrankung, bei der es zu fleckförmigen Störungen der normalen Hautfärbung kommt. Deshalb spricht man auch von der „Weißfleckenkrankheit".

Typisch für die Vitiligo sind auffallende weiße Flecken, die am ganzen Körper auftreten können. In diesen hellen Flecken fehlt der Hautfarbstoff Melanin, der normalerweise von speziellen Zellen der Haut gebildet wird und sich in den mittleren Hautschichten gleichsam als Schutzfilm gegen die schädigende Ultraviolettstrahlung ablagert.

Die Vitiligo wird nicht direkt vererbt und betrifft (im Gegensatz zum Albino) nicht die gesamte Haut. Nach ihren Ursachen wird noch immer geforscht. Vermutlich handelt es sich um eine Immunreaktion gegen die körpereigenen Melanin produzierenden Zellen. Durch die Autoimmunreaktion verlieren diese Zellen ihre Fähigkeit, Farbstoffe zu produzieren und verursachen so die farblosen Hautabschnitte.

Die weißlichen Hautflecken sind unterschiedlich groß, mitunter bizarr geformt, der Rand kann gerötet oder sogar stärker dunkel verfärbt erscheinen. Besonders häufig sind die Hände und Füße, das Gesicht und die Genitalregion befallen. Die Vitiligo verursacht keine Schmerzen, sie führt aber durch die Entfärbung der Haut nicht selten zu psychischen Belastungen: Verunsicherung, Probleme am Arbeitsplatz und in der Partnerschaft bis zur sozialen Isolation und eingeschränkte Lebensqualität können die Folge sein.

Eine Heilung der Erkrankung ist derzeit noch nicht möglich. Man kann und muss jedoch die Symptome und Risiken der Pigmentierungsstörung behandeln. Dafür kommen zum einen kosmetische Präparate zur Abdeckung bzw. Tönung der Weißflecken in

Betracht. Zum anderen kann die gezielte Bestrahlung mit ultraviolettem Licht und begleitende Einnahme von Phenylalanin bei frischen Herden gewisse Erfolge bringen.

Was ist Vorhofflimmern?

Die elektrischen Impulse, die der Herzmuskel zum Schlagen benötigt, werden selbständig im herzeigenen Schrittmacher, dem Sinusknoten, erzeugt. Regelmäßig schlägt das Herz in der Norm 72-mal pro Minute in einem Doppelschlagrhythmus. Beim Vorhofflimmern entsteht eine Störung des Herzrhythmus, weil die Weiterleitung der Schlagimpulse vom Sinusknoten zum Herzmuskel gestört ist.

Folge der Leitungsstörung ist ein sehr unrhythmischer Herzschlag, die so genannte absolute Arrhythmie. Aber nicht nur der Rhythmus, sondern auch die Geschwindigkeit des Herzschlags verändert sich: Das Herz kann insgesamt zu schnell schlagen (Tachykardie), was zu bedrohlichem Herzklopfen, Luftnot, Übelkeit, Unruhe und ggf. auch Schmerzen hinter dem Brustbein führen kann. Umgekehrt kann das Herz auch zu langsam schlagen (Bradykardie), wodurch Schwindel oder sogar Bewusstlosigkeit auftreten kann. Ein künstlicher Herzschrittmacher kann dann notwendig werden.

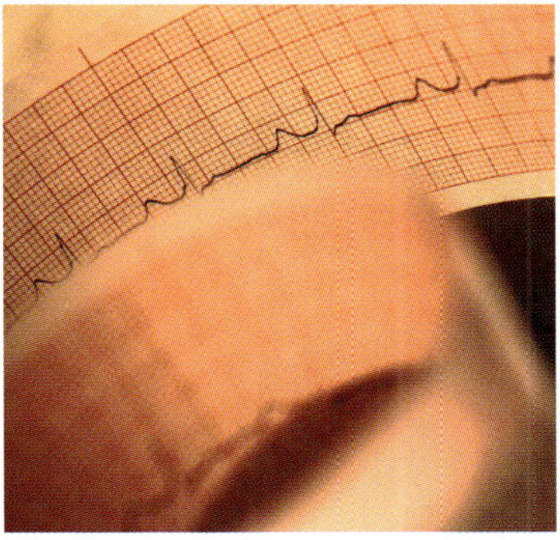

Die Rhythmusstörungen des Vorhofflimmerns können ständig bestehen oder auch unregelmäßig auftreten. Sie bedingen insgesamt eine deutliche Einschränkung der körperlichen Leistungsfähigkeit.

Ursache für das Vorhofflimmern ist meist eine organische Herzerkrankung wie z. B. hoher Blutdruck, Verengungen der Herzkranzgefäße, ein Herzinfarkt oder Herzklappenfehler. Aber auch Erkrankungen außerhalb des Herzens können Vorhofflimmern auslösen, beispielsweise Schilddrüsenfunktionsstörungen. Als Folge von Vorhofflimmern können sich im Herzen kleine Blutgerinnsel bilden, die mit dem Blut fortgeleitet werden. So kann es zu Thrombosen oder kleinen Mikroembolien kommen. Sind hiervon beispielsweise die Halsschlagadern betroffen, kann es zum Schlaganfall kommen.

Die Therapie des Vorhofflimmerns erfordert zunächst eine Behandlung der auslösenden Grunderkrankung. Der zu schnelle oder zu langsame Herzschlag kann mit Medikamenten normalisiert werden. Insbesondere (vom Arzt verordnete) Magnesiumtabletten sind hier hilfreich. Außerdem kann mit Gerinnungshemmern wie Aspirin der Bildung von Blutgerinnseln entgegen gewirkt werden.

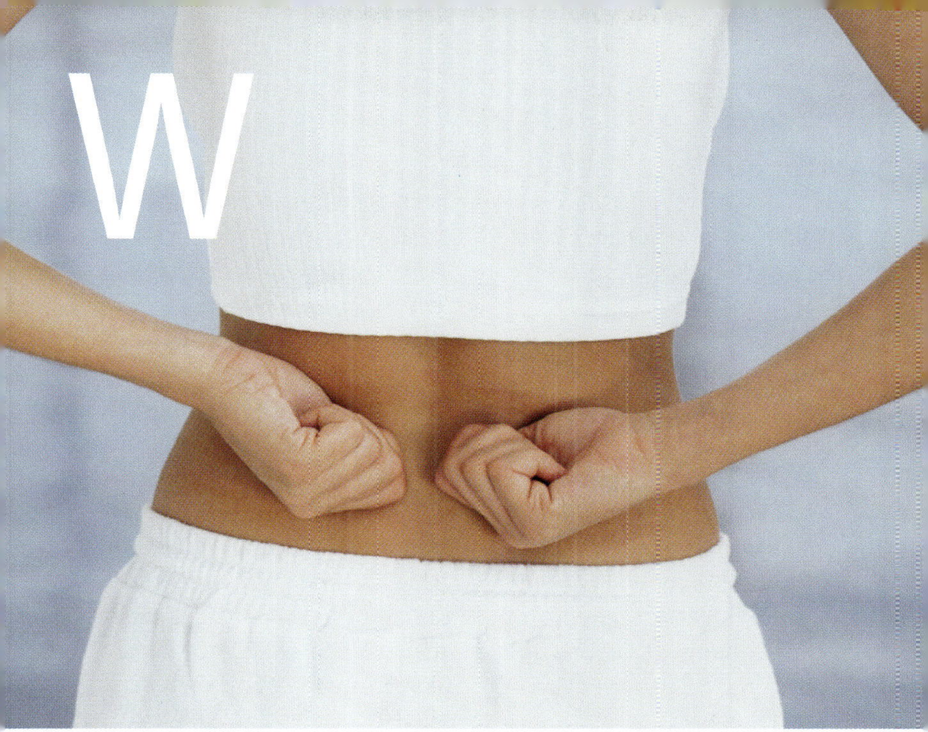

Manchmal verursacht eine Wanderniere Flanken- oder Rückenschmerzen.

Was ist eine Wanderniere?

Mit dem wissenschaftlichen Namen Nephroptose wird in der Medizin eine Absenkung der Niere beschrieben. Meist ist diese Absenkung durch eine verminderte Muskelspannung und/oder starke Gewichtsabnahme bedingt. Bei Körperbewegungen verändert die Niere dann ihre Lage – der Schwerkraft folgend – nach unten. Die umgangssprachlichen Begriffe „Wanderniere" oder „Senkniere" bezeichnen also tatsächlich ein „bewegungsfreudiges" Organ.

Anatomisch gesehen sind die Nieren durch die Gefäßstiele an der Hauptschlagader und der Hohlvene sowie durch die sie umgebende Fettschicht fixiert. Eine anlagebedingte Bindegewebsschwäche ist die häufigste Ursache für das Absenken der Niere. Man findet dies sehr oft bei sehr schlanken Patienten, so genannter leptomsomer Typus.

Ohne Beschwerden muss dieses Erscheinungsbild nicht behandelt werden. Bei manchem Patienten kommt es jedoch im Stehen zu Flanken- oder Rückenschmerzen, die auch kolikartig auftreten können, sich aber meist im Liegen bessern. Durch die Absenkung des Organs kann der Harnleiter abknicken, was dann zu Harnstau und zu Nierenbeckenentzündungen führen kann. Die Abknickung der Nierengefäße und die dadurch bedingte Mangeldurchblutung kann ebenfalls Schmerzen verursachen. Bei Schädigung der Gefäße kann es auch zum arteriellen Hochdruck kommen. Bei derartigen Beschwerden kann dann gegebenenfalls eine operative Fixierung der Niere vorgenommen werden.

Was versteht man unter einer Wassergeburt?

Die Geburtsräume der Krankenhäuser bieten heutzutage neben dem herkömmlichen Kreissaalbett viele verschiedene andere Möglichkeiten der Geburtsposition, z. B. Gebärhocker, Geburtsstuhl, Geburtsseil oder Sprossenwand. In vielen Kliniken gibt es auch eine große Wanne für die Wassergeburt.

Die Geburt im Wasser gilt als eine sanfte Methode: Im körperwarmen Wasser kann sich die Gebärende viel besser entspannen. Das unterbricht den Kreislauf von Schmerz, Angst, Verspannung und noch mehr Schmerz. Der Muttermund öffnet sich leichter und die Geburt dauert in vielen Fällen dann nicht so lange. Dammschnitte sind seltener notwendig. Auch für das Kind gibt es Vorteile, denn offenbar ist im warmen Wasser der Geburtsstress nicht so groß und es wird ein möglichst sanfter Übergang zwischen zwei extrem unterschiedlichen Milieus, nämlich dem körperwarmen Fruchtwasser und der relativ kühlen Außenluft, geschaffen.

Sorgen, das Neugeborene könnte bei der Wassergeburt ertrinken, sind unbegründet, denn es verfügt über den so genannten Tauchreflex. Dieser sorgt dafür, dass das Kind nur atmet, wenn seine Gesichtshaut mit Luft in Berührung kommt. Im Wasser, sei es das Fruchtwasser im Mutterleib oder eben das in der Wanne, bleibt der Kehlkopf geschlossen. Sobald die Hebamme das Kind aus dem Wasser hebt und es auf den Arm der Mutter legt, beginnt das Neugeborene mit der Atmung.

Auch wenn die Wassergeburt von der Schulmedizin anerkannt ist, gibt es Fälle, in denen davon abgeraten werden muss, beispielsweise bei drohenden Frühgeburten, wenn sich das Fruchtwasser bereits grün verfärbt hat, Kreislaufproblemen der Mutter oder wenn andere Komplikationen, beispielsweise eine Verschlechterung des Zustandes des Kindes unter der Geburt, eintreten.

Wie kommt es zur Windeldermatitis?

Die Haut von Babys wird im Windelbereich ständig durch Urin und Stuhl gereizt. Häufig ist die Haut dort gerötet und entzündlich verändert. Diese Hautreizung breitet sich oft vom Gesäß in Richtung Genitalien/Unterbauch und zu den Oberschenkelinnenseiten aus. Im feuchtwarmen Windelklima heilt der Ausschlag schlecht ab und es können sich Pilze und Bakterien ansiedeln.

Die häufigste Ursache dieser Windeldermatitis ist zu langes Liegen in stauender Nässe. Oft ist der Urin des Säuglings durch die Ernährung (auch der stillenden Mutter), z. B. mit

Zitrusfrüchten oder Fruchtsäften, verändert und führt durch vermehrte Säure zu dieser Hautreizung. Seltener sind Allergien, z.B. gegen das Windelmaterial.

Bei einer Windeldermatitis sollte die Haut im Windelbereich möglichst trocken gehalten werden. Nach dem Waschen sollte man diesen Bereich vorsichtig trocken fönen. Nur allergiegetestete Pflegeprodukte sollten zum Einsatz kommen. Entzündungshemmende Badezusätze können verwendet werden. Nach dem Baden kann die Haut mit Zinksalbe abgedeckt werden. Es ist zu prüfen, ob die Ernährung des Babys oder der stillenden Mutter umgestellt werden kann.

Wenn sich der Zustand der Haut nicht binnen weniger Tage bessert, sollte der Kinderarzt aufgesucht werden. Er kann die genaue Ursache für die Windeldermatitis feststellen und prüfen, ob zusätzlich eine Infektion mit Pilzen oder Bakterien vorliegt und die notwendigen Medikamente verordnen.

Zur Vorbeugung ist es ratsam, das Baby im Warmen möglichst oft nackt strampeln zu lassen und häufig frisch zu wickeln. Dabei sollte immer eine schützende Babycreme oder -paste aufgetragen werden. Stoffwindeln rufen oft weniger Hautreaktionen als Einwegwindeln hervor, allerdings ist hier ein reizfreies Waschmittel zu verwenden.

Warum sollte gegen Windpocken geimpft werden?

Windpocken werden von einem Virus verursacht, das zur großen Gruppe der Herpesviren gehört. Der Volksmund gab der Erkrankung diesen Namen, weil scheinbar der Wind sie von Mensch zu Mensch trägt. Wegen der hohen Infektionsgefahr bekommen die meisten Menschen die Windpocken bereits im Kindesalter.

An Haut und Schleimhäuten des gesamten Körpers entstehen linsengroße rote Flecken, die wie Insektenstiche aussehen und zunächst nicht jucken. Nach einigen Tagen bilden sich flüssigkeitsgefüllte Bläschen, der Juckreiz beginnt und hält an, bis die Bläschen ausgetrocknet sind und als Krusten abfallen. Der quälende Juckreiz entsteht durch die begleitende Irritation der Hautnerven. Die Krankheit bleibt so lange ansteckend, bis die letzte Kruste abgeheilt ist, in den Krusten halten sich die hoch infektiösen Viren. Deshalb dürfen erkrankte Kinder erst wieder in den Kindergarten oder in die Schule gehen, wenn keinerlei Krusten mehr zu finden sind. Direkt nach der Windpockenerkrankung besteht eine erhöhte Infektanfälligkeit, weshalb viele Erkrankte direkt im Anschluss noch einen grippalen Infekt bekommen können. Damit erzeugt die Erkrankung oft für mehrere Wochen eine Abwesenheit im Kindergarten, in der Schule oder bei der Arbeit. Zur Pflege von erkrankten Kindern müssen Eltern oft von der Arbeit frei gestellt werden.

In seltenen Fällen können bei Windpocken auch eine Lungenentzündung oder eine Entzündung des Gehirns, meist des Kleinhirns, auftreten. Bei schwangeren Frauen kann eine Infektion zu schweren Schädigungen des Ungeborenen führen. Jenseits des 15. Lebensjahrs nehmen die Schwere des Krankheitsverlaufs und die Nebenwirkungen zu.

Seit 2004 ist die Windpockenimpfung von der Weltgesund-

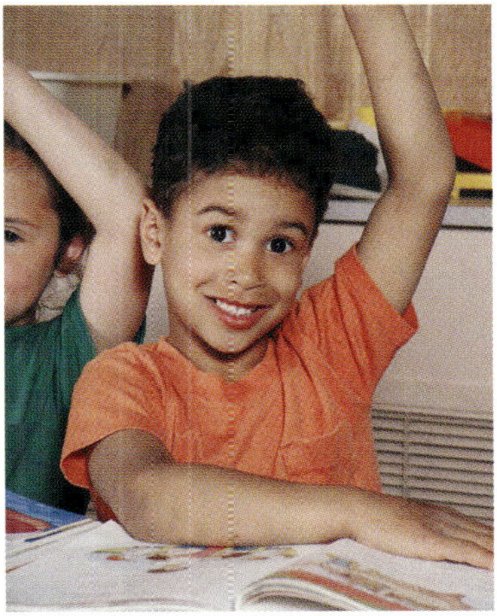

heitsorganisation WHO und der Ständigen Impfkommission am Robert-Koch-Institut generell für alle Kinder empfohlen, bisher galt dies nur für Neugeborene mit gesundheitlichen Gefährdungen. Geimpft wird in der Regel zwischen dem 11. und 14 Lebensmonat. Es ist nur eine einzige Impfung nötig. Auch für Jugendliche zwischen neun und 17 Jahren, die als Säugling nicht geimpft wurden und keine Windpockenerkrankung hatten, wird die Impfung nun ebenfalls dringend empfohlen, ebenso für junge Erwachsene. Ab dem 13. Lebensjahr sind allerdings zwei Impfungen nötig.

Der Impfstoff, der unter die Haut gespritzt wird, ist ein so genannter Lebendimpfstoff, das heißt, er enthält abgeschwächte Erreger, die nicht in der Lage sind, die Erkrankung auszulösen. Das Immunsystem des Geimpften vernichtet den Impferreger allmählich und bildet Antikörper aus, vernichtet so den Impferreger und wird so immun gegen die Krankheit.

Hyperlink: Robert-Koch-Institut www.rki.de

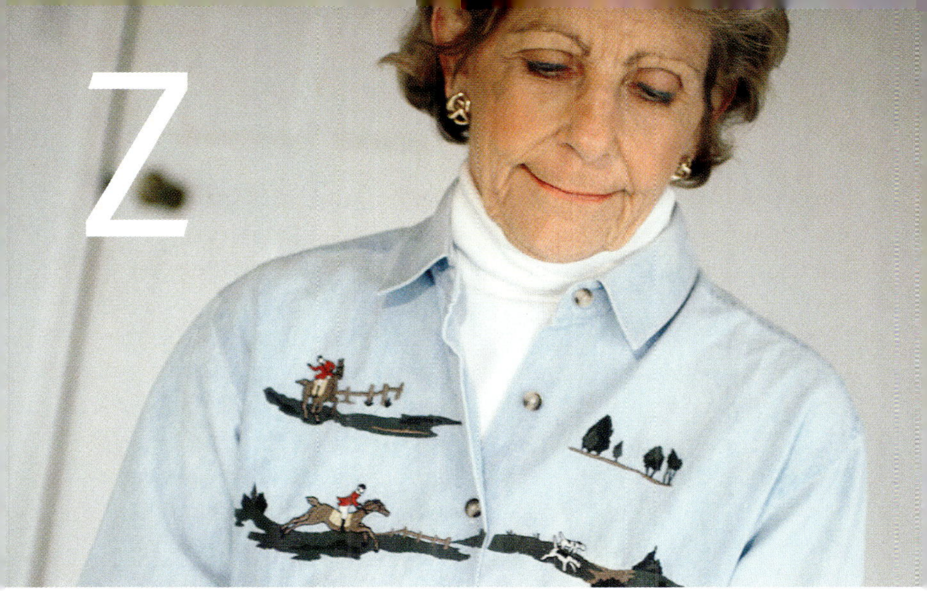

Eine Blasenentzündung muss zügig behandelt werden.

Wie kommt es zu einer Zystitis?

Die häufigste Erkrankung der Harnwege ist die bakterielle Blasenentzündung (Zystitis). Üblicherweise werden die Keime vom Körper abgewehrt, wenn diese Abwehr jedoch vorübergehend herabgesetzt ist (beispielsweise bei Unterkühlung durch Sitzen auf kalten Steinstufen oder durch allgemeine Erkrankung), können die Bakterien von außen über die Harnröhre aufsteigen und sich in der Blase vermehren. Ebenso kann, wenn zu wenig getrunken wird oder die Harnblasenentleerung längere Zeit nicht möglich ist, eine Vermehrung von Keimen stattfinden, die der Körper nicht mehr kontrollieren kann.

Da die weibliche Harnröhre kürzer ist (nur drei bis fünf Zentimeter lang) als die männliche (hier sind es 20 bis 25 Zentimeter), tritt eine Blasenentzündung bei Frauen sehr viel häufiger auf als bei Männern. Bei Männern kommt es hingegen besonders im höheren Alter zu Harnwegsinfekten. Hier sind sie oft die Folge eines Harnstaus durch eine vergrößerte Prostata.

Zu den ersten Anzeichen einer Blasenentzündung gehört anhaltend starker Harndrang, auch wenn die Blase kaum gefüllt ist. Das Wasserlassen ist extrem schmerzhaft und wird daher vom Patienten oft zusätzlich vermieden, was zu weiterer Keimvermehrung führt.

Eine Blasenentzündung sollte so schnell wie möglich von einem Arzt behandelt werden. Als erste Maßnahme sollte viel getrunken und die Blase häufig entleert werden. Es besteht sonst die Gefahr einer aufsteigenden Infektion mit der Entwicklung einer Nierenbeckenentzündung. Außerdem ist die rasche Behandlung mit so genannten Breitbandantibiotika angezeigt.

Falls die Beschwerden sich nicht nach drei Tagen deutlich bessern, muss der Patient den Arzt erneut aufsuchen. Dieser wird eine so genannte Urinkultur anlegen, um den auslösenden Keim zu bestimmen und ein spezielles Antibiotikum zu verordnen. Wichtig ist auf jeden Fall, während der Behandlung ausreichend Flüssigkeit zu trinken und die Blase in regelmäßigen Abständen zu entleeren.

Hyperlink: Forum interstitielle Cystitis
www.ic-forum.de

Register

Bibliografische Information
der Deutschen Bibliothek
Die Deutsche Bibliothek verzeichnet
diese Publikation in der
Deutschen Nationalbibliografie;
detaillierte bibliografische Daten
sind im Internet über
http://dnd.ddb.de abrufbar

Umschlaggestaltung und Layout:
CYCLUS · Visuelle Kommunikation

Programmplanung:
Sibylle Duelli
Lektorat: Anja Fleischhauer

Bildnachweis:
Umschlagsfoto: Mauritius
Professor Allescher, Garmisch-Partenkirchen: S. 30; Dr. med. Scheiderer, Bad Saulgau: S. 17.
Alle übrigen Fotos:
Archiv der Thieme Verlagsgruppe

Gedruckt auf chlorfrei gebleichtem Papier

Medizinverlage Stuttgart GmbH & Co. KG
Oswald-Hesse-Straße 50
70469 Stuttgart
Printed in Germany

Satz: CYCLUS · Media Produktion
Druck: Druckhaus Götz, Ludwigsburg

ISBN 3-8304-3324-7 1 2 3 4 5 6

Wichtiger Hinweis

Wie jede Wissenschaft ist die Medizin ständigen Entwicklungen unterworfen. Forschung und klinische Erfahrung erweitern unsere Erkenntnisse, insbesondere was Behandlung und medikamentöse Therapie anbelangt. Soweit in diesem Werk eine Dosierung oder eine Applikation erwähnt wird, darf der Leser zwar darauf vertrauen, dass Autoren, Herausgeber und Verlag große Sorgfalt darauf verwandt haben, dass diese Angabe dem **Wissensstand bei Fertigstellung des Werkes** entspricht.

Für Angaben über Dosierungsanweisungen und Applikationsformen kann vom Verlag jedoch keine Gewähr übernommen werden. **Jeder Benutzer ist angehalten**, durch sorgfältige Prüfung der Beipackzettel der verwendeten Präparate und gegebenenfalls nach Konsultation eines Spezialisten festzustellen, ob die dort gegebene Empfehlung für Dosierungen oder die Beachtung von Kontraindikationen gegenüber der Angabe in diesem Buch abweicht. Eine solche Prüfung ist besonders wichtig bei selten verwendeten Präparaten oder solchen, die neu auf den Markt gebracht worden sind. **Jede Dosierung oder Anwendung erfolgt auf eigene Gefahr des Benutzers.** Autoren und Verlag appellieren an jeden Benutzer, ihm etwa auffallende Ungenauigkeiten dem Verlag mitzuteilen.